Vanita Kashyap
Neha Sikka
Reena Verma

Inter-relação periodontal e sistémica

Vanita Kashyap
Neha Sikka
Reena Verma

Inter-relação periodontal e sistémica

ScienciaScripts

Imprint

Cover image: www.ingimage.com

This book is a translation from the original published under ISBN 978-3-659-85042-4.

Publisher:
Sciencia Scripts
is a trademark of
Dodo Books Indian Ocean Ltd. and OmniScriptum S.R.L publishing group

120 High Road, East Finchley, London, N2 9ED, United Kingdom
Str. Armeneasca 28/1, office 1, Chisinau MD-2012, Republic of Moldova, Europe
Printed at: see last page
ISBN: 978-620-8-32193-2

CONTEUDO

INTRODUÇÃO

O ecossistema microbiano oral é realmente dinâmico. Durante o desenvolvimento humano, os vírus, as bactérias e as leveduras são transmitidos de mãe para filho e, para além disso, os micróbios são transmitidos de cuidador para filho, de cônjuge para cônjuge e podem ser adquiridos a partir do ambiente. A ecologia microbiana oral é extremamente sensível aos potenciais insultos com que o hospedeiro humano se confronta ao longo da sua vida. Desde a vida fetal até à senescência, a cavidade oral é continuamente confrontada com infecções oportunistas, por um lado, e com as complicações orais das doenças e perturbações sistémicas, por outro. Estas interações dinâmicas entre hospedeiros e agentes patogénicos são a essência de uma mudança de paradigma na medicina oral.

De acordo com Offenbacher[1] , "a medicina periodontal é um termo amplo que define um ramo rapidamente emergente da Pehodontologia, centrado na forte relação entre a saúde ou doença periodontal e a saúde ou doença sistémica". Existe uma relação bidirecional em que a doença periodontal num indivíduo pode ser uma influência poderosa na saúde ou doença sistémica de um indivíduo, bem como o papel mais habitualmente entendido que a doença sistémica pode ter na influência da saúde ou doença periodontal de um indivíduo. Isto pode ser demonstrado pela possível contribuição das bactérias orais nas bolsas periodontais para causar endocardite bacteriana, que tem sido reconhecida há décadas. Por outro lado, a contribuição das doenças sistémicas, como a diabetes, para a gravidade da doença periodontal é reconhecida há muitos anos.

Até à data, a patogénese da periodontite como causa de doença sistémica não é totalmente compreendida. No entanto, vários marcadores importantes da doença surgiram na sequência de estudos de referência efectuados por vários investigadores. Estes incluem:

- A periodontite é conhecida por causar bacteremias transitórias recorrentes. É também cada vez mais evidente que as bacteremias têm um papel a desempenhar na formação de placas ateromatosas, no agravamento da doença cardiovascular e no acidente vascular cerebral.[2]

- A periodontite provoca um aumento moderado a acentuado das proteínas reactivas de fase aguda, tais como as Proteínas Reactivas C. Níveis elevados de CRP também têm sido associados a doenças cardiovasculares.[3]

- A libertação de citocinas como a IL-6, o TNF-α e a consequente libertação de prostaglandinas demonstrou ser parte integrante da patogénese periodontal. As prostaglandinas activam o miométrio do útero e são um estimulador do parto.[4]

Também é possível que a periodontite não esteja diretamente relacionada com a causa das condições sistémicas, mas ambas podem partilhar factores de risco comuns. Se for devidamente identificada, a presença de periodontite num paciente ajudará a identificar estes factores de risco e alertará o médico para várias doenças sistémicas.

Roy C. Page propôs que a periodontite pode afetar a suscetibilidade do hospedeiro a doenças sistémicas de três formas.[5]

<u>Factores de risco partilhados</u>

Os factores que colocam o indivíduo em risco elevado de periodontite podem também colocá-lo em risco elevado de doenças sistémicas, como as doenças cardiovasculares. Entre os factores e indicadores de risco ambientais partilhados pela periodontite e pelas doenças sistémicas, como as doenças cardiovasculares, contam-se o tabagismo, o stress, o envelhecimento, a raça ou etnia e o sexo masculino.[5]

<u>Biofilme subgengival</u>

Os biofilmes subgengivais constituem uma carga bacteriana enorme e contínua. Apresentam reservatórios continuamente renovados de LPS e outras bactérias gram-negativas com acesso imediato aos tecidos periodontais e à circulação.

O desafio sistémico com bactérias gram-negativas ou LPS induz respostas vasculares, incluindo um infiltrado de células inflamatórias na parede do vaso, proliferação do músculo liso vascular, degeneração da gordura vascular e coagulação intravascular.[6,7] O LPS aumenta a expressão de moléculas de adesão das células endoteliais e a secreção de interleucina-1 (IL-1), fator de necrose tumoral alfa (TNF-α) e tromboxano, o que resulta na agregação e adesão plaquetárias, na formação de células espumosas lipid-laden, colesterol e ésteres de colesterol.

<u>O periodonto como reservatório de citocinas</u>

As citocinas pró-inflamatórias TNF-α, IL-1β e interferão gama, bem como a prostaglandina E2 (PGE2), atingem concentrações tecidulares elevadas na periodontite. O periodonto pode servir como um reservatório renovador para o extravasamento destes mediadores, que podem entrar na circulação e induzir e perpetuar efeitos sistémicos.

* A IL-1 β favorece a coagulação e a trombose e retarda a fibrinólise.[8]

- A IL-1, o TNF-α e o tromboxano podem causar agregação e adesão plaquetária, formação de células espumosas de lipid-laden e deposição de colesterol. Estes mediadores do periodonto doente podem também ser responsáveis pelo trabalho de parto prematuro e pelos bebés com baixo peso à nascença.[5]

Aparentemente, um conceito antigo está a ver uma nova luz à medida que a investigação biomédica começa a desvendar o mistério da infeção oral e da saúde sistémica. Muito precisa de ser investigado sobre este novo ramo. A medicina periodontal irá mudar a face do tratamento periodontal tal como é praticado. O periodontista terá um papel mais importante na melhoria da saúde geral dos pacientes. A lógica do tratamento periodontal passará da prevenção da perda dentária e óssea para a prevenção de problemas sistémicos brutais num indivíduo.

"O que não é apreciado são as alterações mínimas nos tecidos gengivais, alguns milímetros que podem ter os impactos mais profundos na vida das pessoas."[9] - Steven Kerpen, 2005

PERSPETIVA HISTORICA

Ao longo da história da humanidade, tem havido a crença de que as doenças que afectam a boca, como a doença periodontal, podem ter um efeito no resto do corpo. Ao longo dos séculos, os escritos dos antigos egípcios, hebreus, gregos e romanos registaram a importância da boca na saúde e no bem-estar geral. Assim, pode dizer-se que o conceito que associa a periodontite e a doença sistémica remonta ao início da história da medicina.

Num artigo publicado em **1891**, intitulado "A boca humana como foco de infeção", Miller argumentou que a flora oral causava ostite, osteomielite, septicemia, piemia, noma, difteria, tuberculose, sífilis, aftas e perturbações do trato alimentar.[10]

[th]No **início do século XX,** a medicina e a medicina dentária procuravam razões para explicar por que razão as pessoas sofriam de uma vasta gama de doenças sistémicas. Nessa altura, a medicina tinha muito pouco conhecimento sobre as causas de doenças como a artrite, a pneumonia, a pancreatite e outras.

Em **1900, Godlee** descreveu como os sinais e sintomas de outras doenças (como a pleurisia e a suspeita de carcinoma do estômago) podiam ser atribuídos à piorreia alveolar e como todos os sinais e sintomas desapareciam após a remoção cuidadosa de todos os cálculos e a irrigação regular das bolsas com uma solução de peróxido de hidrogénio.[11]

Em **1902, Colyer** descreveu a resolução de batimentos cardíacos irregulares, efeitos gástricos e "debilidade geral" após o tratamento de qualquer sépsis oral presente. Também sugeriu que uma boa máxima para o dentista trabalhar era "melhor não ter dentes do que ter dentes sépticos .[12]

Foi através dos escritos e palestras de dois indivíduos, W.D. Miller e William Hunter, que o conceito de que as bactérias e infecções orais eram a causa provável da maioria das doenças sistémicas das pessoas se tornou subitamente popular (O'Reilly & Claffey 2000). Durante os **40 anos seguintes,** médicos e dentistas abraçaram a ideia de que as infecções, especialmente as que tinham origem na boca, causavam a maior parte do sofrimento e da doença do homem. Esta era, conhecida como a era da infeção focal, pode ser atribuída a um microbiologista de Filadélfia, W.D. Miller, e a um médico de Londres, William Hunter. Miller tinha-se formado em microbiologia com Robert Koch.

Enquanto assistia a uma das palestras de Miller, William Hunter notou que ele e Miller estavam em forte acordo sobre o impacto sistémico das infecções orais e da sépsis oral. Em 1910, num discurso dirigido à audiência, culpou a má medicina dentária e a consequente sépsis oral pela maior parte da morbilidade da humanidade. Hunter observou que as coroas, pontes e próteses parciais que via eram construídas sobre dentes rodeados por uma "massa de sépsis". De facto, esta sépsis oral poderia explicar a razão pela qual a maioria dos indivíduos desenvolvia doenças crónicas.[13]

O termo sépsis oral utilizado por Hunter foi substituído pelo termo "Infeção Focal" em **1911 por Frank Billings.** A "infeção focal" implicava a existência de um nidus de infeção algures no corpo, como a periodontite, que através da corrente sanguínea podia afetar órgãos e locais distantes. Frank Billings definiu foco de infeção como "uma área circunscrita de tecido infetado com organismos patogénicos".

Uma das investigações de Billings defende que "a prevenção da sépsis oral no futuro, com vista a diminuir as doenças sistémicas, deve passar a ter em conta na prática dentária a preservação dos dentes para fins mecânicos ou cosméticos".[14]

O que se seguiu na medicina dentária foi o evitar da medicina dentária conservadora em favor das extracções. Ao longo das décadas **de 1920 e 1930,** os dentistas e os médicos acreditavam que as bactérias nos dentes e as doenças infecciosas resultantes, como a cárie, a gengivite e a periodontite, eram um foco de infeção, e tornou-se popular durante este período a extração de dentes como forma de livrar o corpo das bactérias orais e prevenir e/ou tratar doenças que afectam as articulações, bem como doenças do coração, fígado, rins e pâncreas. (O'Reilly e Claffey 2000).

Um editorial no The Dental Cosmos em **1930** afirmava que "A política de extração indiscriminada de todos os dentes em que a polpa está envolvida tem sido praticada há tempo suficiente para convencer até o profissional mais experiente de que é irracional e não satisfaz as exigências médicas ou dentárias, e muito menos as do paciente".[15]

No entanto, em **1940,** a medicina e a medicina dentária aperceberam-se de que havia muito mais para explicar a condição sistémica geral de um doente do que as bactérias na sua boca. Os dentistas e os médicos aperceberam-se disso:

1. A extração dos dentes de uma pessoa não a fazia necessariamente melhorar ou fazer desaparecer a sua doença.

2. Pessoas com bocas muito saudáveis e sem infeção oral óbvia desenvolveram doença sistémica.

3. As pessoas que não tinham dentes e, por conseguinte, não apresentavam qualquer infeção oral aparente, continuavam a desenvolver doenças sistémicas.

Em **1951,** o 2nd workshop anual da secção de Nova Jérsia da Academia Americana de Medicina Dentária considerou a "Infeção focal em relação à medicina dentária". Os relatórios do grupo periodontal afirmaram que "existe uma relação direta entre uma condição periodontal e um problema sistémico associado".[16]

Um editorial no Journal of the American Medical Association, em **1952**, afirmava que a teoria da infeção focal tinha caído em desuso porque muitos doentes com doenças presumivelmente causadas por focos de infeção não tinham sido aliviados dos seus sintomas através da remoção dos focos.[17]

Assim, a era da "infeção focal" como causa primária das doenças sistémicas chegou finalmente ao fim.

Ao longo da **segunda metade do século XX,** vários investigadores e clínicos continuaram a questionar se a infeção (e a inflamação) oral poderia, de alguma forma, contribuir para a saúde geral de uma pessoa, mas as razões apresentadas eram maioritariamente especulativas.

Foi só **na última década do século XX** que a medicina dentária e a medicina começaram novamente a examinar a relação da infeção oral como um risco para a doença sistémica, avaliando as provas numa base científica. Na última década do século XX, foi dada uma atenção renovada à sépsis oral e à sua relação com a etiologia de doenças como a diabetes, as doenças respiratórias, as doenças cardiovasculares e os bebés prematuros com baixo peso à nascença. Um conceito antigo está a ser examinado sob uma nova luz. No entanto, é essencial ter o cuidado de examinar as provas de forma científica e racional, para que a teoria não seja posta em causa.

PERIODONTITE E DIABETES MELLITUS

A diabetes mellitus é um grupo clínica e geneticamente heterogéneo de doenças metabólicas que se manifestam por níveis anormalmente elevados de glicose no sangue. A hiperglicemia resulta de uma deficiência de secreção de insulina causada por disfunção das células β pancreáticas ou de resistência à ação da insulina no fígado e no músculo, ou de uma combinação destes factores. Frequentemente, este desarranjo metabólico está associado a alterações do metabolismo dos adipócitos. A diabetes é uma síndrome e reconhece-se atualmente que a hiperglicemia crónica conduz a danos a longo prazo em diferentes órgãos, incluindo o coração, os olhos, os rins, os nervos e o sistema vascular. Existem várias etiologias para a diabetes e, embora seja importante determinar o tipo de diabetes de cada doente, a compreensão da fisiopatologia das várias formas da doença é a chave para um tratamento adequado. A classificação atual da diabetes baseia-se na fisiopatologia de cada forma da doença.[18]

Ação fisiológica da insulina

A glucose plasmática é regulada num intervalo relativamente estreito (55-165 mg/dl) durante as 24 horas, apesar das grandes flutuações no fornecimento e consumo de glucose. A insulina é o principal regulador da homeostase da glicose, mas também desempenha um papel crítico no metabolismo das gorduras e das proteínas. A produção e a secreção de insulina aumentam com a ingestão de alimentos e diminuem com a privação de alimentos. Esta hormona tem efeitos importantes no músculo, no tecido adiposo e no fígado. A insulina permite que a glicose da corrente sanguínea entre nos tecidos-alvo, onde é utilizada como energia. O recetor de insulina é uma proteína heterotetramérica constituída por duas subunidades α extracelulares e duas subunidades β transmembranares.

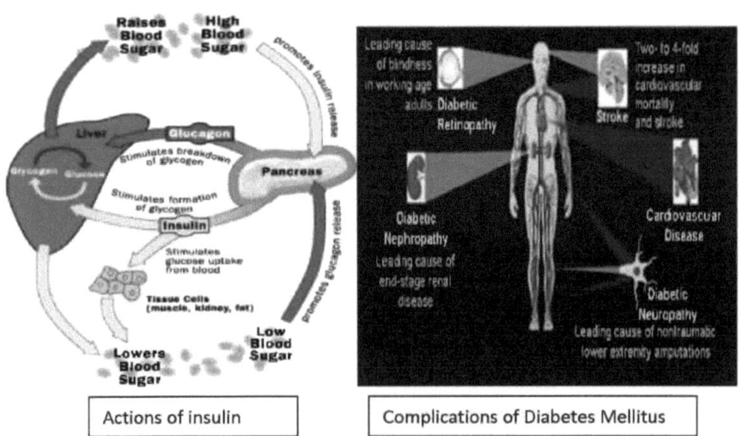

Actions of insulin

Complications of Diabetes Mellitus

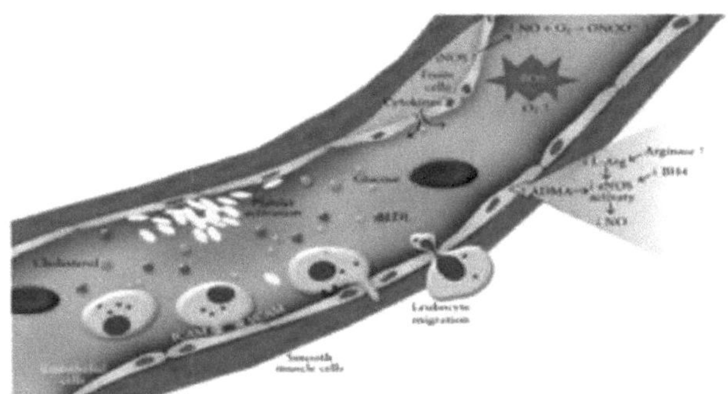

Efeitos hiperglicémicos nos vasos sanguíneos. A formação da placa aterosclerótica inicia-se através da absorção de LDL do sangue pelas células endoteliais. As células de espuma produzem citocinas pró-inflamatórias que são libertadas para o lúmen do vaso sanguíneo (extrema direita). O aumento da produção de ROS através da il\IOS leva a um aumento da geração de ROS. Etapas envolvidas na adesão e migração de leucócitos (canto inferior esquerdo). O aumento da glicose leva à diminuição da L-arginina e do BH4, o que leva à diminuição da produção de NO nas células endoteliais. Todos estes factores são pró-inflamatórios e aterogénicos.

A ligação do ligando à subunidade α do recetor de insulina estimula a atividade da tirosina quinase intrínseca à subunidade β do recetor. Estudos exaustivos indicaram que a capacidade do recetor para se autofosforilar e para fosforilar substratos intracelulares é essencial para a sua mediação das complexas respostas celulares à insulina.

A insulina é segregada pela célula β do pâncreas diretamente para a circulação portal. A insulina suprime a produção hepática de glicose, estimulando a síntese de glicogénio e inibindo a glicogenólise e a gluconeogénese, diminuindo assim o fluxo de precursores gluconeogénicos e de ácidos gordos livres para o fígado. Na diabetes tipo 2, o aumento das taxas de produção hepática de glucose resulta no desenvolvimento de hiperglicemia evidente, especialmente hiperglicemia em jejum.

Em condições basais, aproximadamente 50% de toda a utilização da glucose ocorre no cérebro, que é independente da insulina. Outros 25% da captação de glucose ocorrem na zona esplâncnica (fígado e tecidos gastrointestinais) e são também independentes da insulina. Os restantes 25% do metabolismo da glicose no estado pós-absortivo ocorrem nos tecidos dependentes de insulina, principalmente no músculo. Cerca de 85% da produção endógena de glucose provém do fígado e o restante é produzido pelo rim. Cerca de metade da produção hepática basal de glicose é derivada da glicogenólise e a outra metade da gluconeogénese. A insulina é uma hormona anabólica que promove a síntese lipídica e suprime a degradação lipídica.[18]

A Associação Americana de Diabetes emitiu novos critérios de classificação e diagnóstico da diabetes em 1997. Esses critérios foram modificados em 2003 para incluir o diagnóstico de glicemia de jejum alterada e tolerância à glicose alterada.

> Diabetes tipo 1 (anteriormente, diabetes dependente de insulina)

> Diabetes tipo 2 (anteriormente, diabetes não insulino-dependente)

> Diabetes gestacional

> Outros tipos de diabetes

- Defeito genético na função das células β
- Defeito genético na ação da insulina
- Doenças ou lesões do pâncreas

Pancreatite, neoplasia, fibrose quística, traumatismo, pancreatectomia.

- Infecções - Citomegalovírus, rubéola congénita
- Diabetes induzida por medicamentos ou produtos químicos

Gluococorticóide, hormona da tiroide.

Endocrinopatias

Acromegalia, feocromocitoma, glucagonoma, hipertiroidismo, síndrome de Cushing e outras síndromes genéticas com diabetes associada.

Diabetes mellitus tipo 1

Esta forma de diabetes resulta da destruição imunitária das células β, mediada por células, levando normalmente à perda total da secreção de insulina. A diabetes tipo 1 está normalmente presente em crianças e adolescentes, embora alguns estudos tenham demonstrado que 15-30% de todos os casos são diagnosticados após os 30 anos de idade. Neste grupo mais velho de doentes com Tipo 1, a destruição das células β ocorre mais lentamente do que nas crianças, com um início menos abrupto dos sintomas. Este facto demonstra que o ritmo e a extensão da destruição celular podem ocorrer a um ritmo diferente de doente para doente. A insulinopenia em doentes com diabetes tipo 1 torna necessária a utilização de insulina exógena para manter a vida. Na ausência de insulina, estes doentes desenvolvem cetoacidose, uma situação de risco de vida. É por esta razão que a diabetes tipo 1 era anteriormente designada por diabetes insulino-dependente, porque os doentes com diabetes tipo 1 dependem da insulina exógena para sobreviver.

Diabetes mellitus tipo 2

Esta forma de diabetes era anteriormente definida como diabetes não insulino-dependente. Atualmente, sabe-se que os doentes diabéticos de tipo 2 têm resistência à insulina, o que altera a utilização da insulina produzida endogenamente nas células alvo. Os doentes com diabetes tipo 2 também têm uma produção de insulina alterada. Em muitos doentes, especialmente no início da doença, a produção de insulina está aumentada, o que resulta em hiperinsulinemia. À medida que a doença progride, a produção de insulina diminui frequentemente e os doentes apresentam uma deficiência relativa de insulina associada a resistência periférica à insulina. No entanto, não ocorre destruição autoimune das células β e os doentes mantêm a capacidade de produzir alguma insulina.

Isto diminui a incidência de cetoacidose nas pessoas com diabetes tipo 2 em comparação com as pessoas com tipo 1, mas a cetoacidose pode ocorrer em associação com o stress de outra doença, como uma infeção.

O tipo 2 é a forma de diabetes presente em 90-95% dos doentes com a doença. No início da doença e, frequentemente, ao longo da vida, estes indivíduos não necessitam de tratamento com insulina para sobreviver. A anormalidade primária é a resistência à insulina e a disfunção das células β resulta da procura prolongada e aumentada de secreção que lhes é imposta pela resistência à insulina. Nestes doentes, a secreção de insulina é defeituosa e insuficiente para compensar a resistência à insulina. Podem permanecer sem diagnóstico durante muitos anos porque a hiperglicemia aparece gradualmente e muitas vezes sem sintomas. A maioria dos doentes com esta forma de diabetes são obesos ou podem ter uma percentagem aumentada de gordura corporal distribuída predominantemente na região abdominal. O tecido adiposo desempenha um papel importante no desenvolvimento da resistência à insulina. Níveis circulantes elevados de ácidos gordos livres derivados dos adipócitos foram demonstrados em vários estados de resistência à insulina. Os ácidos gordos livres contribuem para a resistência à insulina inibindo a captação de glicose, a síntese de glicogénio e a glicólise, e aumentando a produção hepática de glicose.

A resistência à insulina pode melhorar com a redução de peso e/ou tratamento farmacológico, mas raramente volta ao normal. Para além da forte predisposição genética, ainda não claramente identificada, o risco de desenvolver esta forma de diabetes aumenta com a idade, a obesidade, a história prévia de diabetes gestacional e a falta de atividade física.

A diabetes mellitus gestacional é definida como intolerância à glucose, que é reconhecida pela primeira vez durante a gravidez. A prevalência pode variar de 1% a 14% das gestações, dependendo da população estudada. Geralmente tem o seu início no terceiro trimestre da gravidez e o tratamento adequado reduzirá a morbilidade perinatal. A avaliação do risco de diabetes mellitus gestacional deve ser efectuada na primeira consulta pré-natal. As mulheres de alto risco são aquelas com mais de 25 anos de idade, com história familiar positiva de diabetes, história pessoal anterior de diabetes mellitus gestacional, obesidade acentuada e membros de grupos étnicos de alto risco, como afro-americanos, hispânicos e índios americanos. As mulheres destes grupos devem ser rastreadas o mais rapidamente possível. Se o rastreio inicial for negativo, devem ser submetidas a um novo teste às 24-28 semanas. As mulheres de risco médio devem fazer o rastreio inicial às 24-28 semanas. Pelo menos 6 semanas após o fim da gravidez, a mulher deve fazer um teste oral de tolerância à glicose e ser reclassificada. A maioria das mulheres com diabetes mellitus gestacional regressa a um estado normoglicémico após o parto; no entanto, uma história de diabetes mellitus gestacional aumenta significativamente o risco de desenvolver posteriormente diabetes tipo 2.

Outros tipos específicos de diabetes

Defeitos genéticos da célula β

Estas condições estão associadas a defeitos monogenéticos na função das células β. O início da hiperglicemia ocorre geralmente antes dos 25 anos de idade. São referidas como diabetes juvenil de início na maturidade e caracterizam-se por uma secreção deficiente de insulina com defeitos mínimos ou inexistentes na ação da insulina. Estes defeitos são herdados num padrão autossómico dominante.

Defeitos genéticos na ação da insulina

Estas são anomalias associadas a mutações do recetor de insulina e podem variar desde hiperinsulinemia e hiperglicemia modesta até diabetes grave. Alguns indivíduos com estas mutações podem ter acantose nigricans.

Doenças do pâncreas exócrino

Qualquer processo que lesione difusamente o pâncreas pode causar diabetes. Os processos adquiridos incluem pancreatite, traumatismo, infeção, pancreatectomia e carcinoma pancreático. Também estão incluídos neste tipo a fibrose cística e a hemocromatose. Endocrinopatias, acromegalia, síndrome de Cushing, glucagonoma e feocromocitoma podem causar diabetes.

Diabetes induzida por drogas ou produtos químicos

Esta forma de diabetes ocorre com medicamentos ou produtos químicos que afectam a secreção de insulina, aumentam a resistência à insulina ou danificam permanentemente as células β pancreáticas. Um exemplo comum é o do doente que toma uma terapêutica com esteróides a longo prazo ou em doses elevadas para doenças auto-imunes ou pós-transplante de órgãos, o que pode resultar em diabetes induzida por esteróides.

Infecções

As infecções virais que podem causar a destruição das células β incluem o coxsackievírus B, o citomegalovírus, o adenovírus e a papeira.

Outras síndromes genéticas por vezes associadas à diabetes

Estas incluem a síndrome de Down, a síndrome de Klinefelter, a síndrome de Turner e a síndrome de Wolfram.

Tolerância à glicose diminuída e glicemia de jejum diminuída

Reconheceu-se anteriormente que existe um grupo intermédio de indivíduos cujos níveis de glicose, embora não satisfaçam os critérios para a diabetes, são demasiado elevados para serem considerados normais. Os membros deste grupo têm uma condição denominada "pré-diabetes", um termo que engloba tanto a glicemia de jejum diminuída como a tolerância à glicose diminuída. Estes doentes são geralmente normoglicémicos, mas demonstram níveis elevados de glicose no sangue em determinadas condições (ou seja, após jejum e após carga de glicose para a glicemia de jejum diminuída e a tolerância à glicose diminuída, respetivamente). Tanto a glicemia de jejum diminuída como a tolerância à glicose diminuída prevêem o desenvolvimento futuro de diabetes tipo 2 e a tolerância à glicose diminuída é um forte indicador de enfarte do miocárdio e acidente vascular cerebral.

Critérios de diagnóstico

O nível de glucose no sangue utilizado para o diagnóstico da diabetes e doenças relacionadas baseia-se no nível de glucose acima do qual as complicações microvasculares demonstraram aumentar. Foi demonstrado que o risco de desenvolvimento de retinopatia aumenta quando a concentração de glicose no plasma em jejum excede 108-116 mg/dl (6,0-6,4 mmol/l), quando o nível pós-prandial de 2 horas sobe acima de 185 mg/dl (10,3 mmol/l) e quando o nível de hemoglobinaA1c é superior a 5,9-6,0%. Em 1997, o Comité de Peritos para o Diagnóstico e Classificação da Diabetes Mellitus da Associação Americana de Diabetes reviu os critérios que estabelecem o diagnóstico da diabetes e a OMS adoptou esta alteração em 1998. Para minimizar a discrepância entre a glicose plasmática em jejum e a concentração de glicose plasmática pós-prandial de 2 horas medida durante o teste oral de tolerância à glicose, foram escolhidos valores de corte de ≥126 e ≥200 mg/dl, respetivamente.

Existem três formas de diagnosticar a diabetes. Se algum destes critérios for encontrado, deve ser confirmado num dia diferente; ou seja, um único teste laboratorial anormal não é suficiente para estabelecer um diagnóstico:

> Sintomas de diabetes mais concentração casual de glucose no plasma ≥200 mg/dl (≥11,1 mmol/l). "Casual" é definido como qualquer altura do dia, independentemente do tempo

decorrido desde a última refeição. Os sintomas clássicos da diabetes incluem poliúria, polidipsia e perda de peso inexplicável;

> Glicose plasmática em jejum ≥126 mg/dl (≥7,0 mmol/l). O jejum é definido como nenhuma ingestão calórica por pelo menos 8 h;

> Glicose pós-carga de 2 horas ≥200 mg/dl (≥11,1 mmol/l) durante um teste oral de tolerância à glicose. O teste deve ser realizado conforme descrito pela OMS, usando uma carga de glicose contendo o equivalente a 75 g de glicose anidra dissolvida em água.

O diagnóstico de tolerância à glicose diminuída só pode ser feito através do teste oral de tolerância à glicose; é diagnosticado quando a concentração de glicose plasmática pós-carga de 2 horas é ≥140 mg/dl mas ≤199 mg/dl (entre 7,8 e 11,1 mmol/l). Por outro lado, a glicemia de jejum diminuída é diagnosticada após um teste de glicose plasmática em jejum e é definida por uma glicose plasmática ≥100 mg/dl mas ≤125 mg/dl (entre 5,6 e 6,9 mmol/l).

O teste da hemoglobina A1c é utilizado para monitorizar o controlo glicémico global em pessoas que se sabe terem diabetes. Não é recomendado para o diagnóstico porque não existe um ensaio "padrão de ouro" para a hemoglobina A1c e porque muitos países não têm acesso imediato ao teste.

<u>Sinais e sintomas de Diabetes Mellitus não diagnosticada</u>

> Poliúria (micção excessiva)

> Polidipsia (sede excessiva)

> Polifagia (fome excessiva)

> Perda de peso inexplicável

> Alterações da visão

> Fadiga, fraqueza

> Náuseas

> Boca seca

> Cetoacidose - A cetoacidose está normalmente associada a

hiperglicemia e ocorre principalmente na diabetes tipo 1.

Apresentação clínica da diabetes (sinais e sintomas)

Diabetes mellitus tipo 1

O início da diabetes tipo 1 é normalmente bastante abrupto quando comparado com o da diabetes tipo 2. Os sinais e sintomas clássicos da diabetes são a poliúria, a polidipsia e a polifagia; no entanto, podem estar presentes outros. A hiperglicemia sustentada provoca diurese osmótica, levando à poliúria. Este aumento da micção provoca uma perda de glicose, água livre e electrólitos na urina, com consequente polidipsia. Pode estar presente hipotensão postural secundária à diminuição do volume plasmático, e pode ocorrer fraqueza como resultado da perda de potássio e do catabolismo das proteínas musculares. A perda de peso ocorre frequentemente apesar da sensação excessiva de fome (polifagia) e da ingestão frequente de alimentos. A visão turva é uma consequência da exposição do cristalino e da retina ao estado hiperosmolar.

Diabetes mellitus tipo 2

Os doentes com diabetes tipo 2 podem ser inicialmente assintomáticos ou podem ter sintomas de poliúria e polidipsia. Outros podem apresentar-se inicialmente com prurido ou evidência de infecções crónicas ou agudas da pele e das mucosas, como vulvovaginite por cândida ou intertrigo. Normalmente, os doentes diabéticos de tipo 2 são obesos e podem apresentar complicações neuropáticas ou cardiovasculares, hipertensão ou microalbuminúria. Como a diabetes tipo 2 pode permanecer sem diagnóstico durante muitos anos, estes doentes podem ter complicações diabéticas significativas mesmo na altura do diagnóstico inicial.

Hemoglobina glicada (HemoglobinAlc)

Numerosas proteínas do organismo são susceptíveis de serem glicadas. A glicohemoglobina forma-se continuamente nos eritrócitos como produto da reação não enzimática entre a proteína hemoglobina, que transporta as moléculas de oxigénio, e a glicose. A ligação da glucose à hemoglobina é altamente estável; assim, a hemoglobina permanece glicada durante toda a vida do eritrócito, aproximadamente 123 ± 23 dias. A determinação dos níveis de glicohemoglobina fornece uma estimativa do nível médio de glicose no sangue ao longo do tempo, com níveis médios mais elevados de glicose no sangue reflectidos em valores mais elevados de hemoglobinaA1c.

A medição da hemoglobina A1c é de grande valor clínico e reflecte com precisão a concentração média de glicose no sangue durante os 1-3 meses anteriores. Os níveis de hemoglobinaAlc estão bem correlacionados com o desenvolvimento de complicações diabéticas e podem, no futuro, vir a ser estabelecidos como um teste para o diagnóstico da diabetes.

Em geral, recomenda-se que o teste de hemoglobina A1c seja realizado pelo menos duas vezes por ano em doentes que estejam a cumprir os objectivos do tratamento, e de 3 em 3 meses em doentes cuja terapêutica tenha mudado ou que não estejam a cumprir os seus objectivos glicémicos.

O valor-alvo de hemoglobina A1c recomendado para pessoas com diabetes é <7,0% (o normal é <6%). Atingir esse objetivo é difícil, e um estudo populacional recente mostrou que apenas 36% das pessoas com diabetes tipo 2 atingiram uma meta de hemoglobinaA1c <7,0%.

Complicações clássicas da diabetes

Para além da desregulação do metabolismo dos hidratos de carbono, dos lípidos e das proteínas, a diabetes tipo 1 e tipo 2 estão associadas a um grupo clássico de complicações microvasculares e macrovasculares.[20]

Retinopatia

- Cegueira

Nefropatia

- Insuficiência renal

Neuropatia

- Sensorial
- Autónomo

Doença macrovascular (aterosclerose acelerada)

- Periférico
- Cardiovascular (doença arterial coronária)
- Cerebrovascular (Acidente vascular cerebral)

Alteração da cicatrização de feridas

Embora as complicações microvasculares da retinopatia, nefropatia e neuropatia estejam especificamente associadas à diabetes, as doenças macrovasculares também ocorrem na população não diabética. No entanto, o risco de doença macrovascular está muito aumentado nos doentes diabéticos.

Rede de potenciais mecanismos envolvidos na patogénese da periodontite na diabetes.[21]

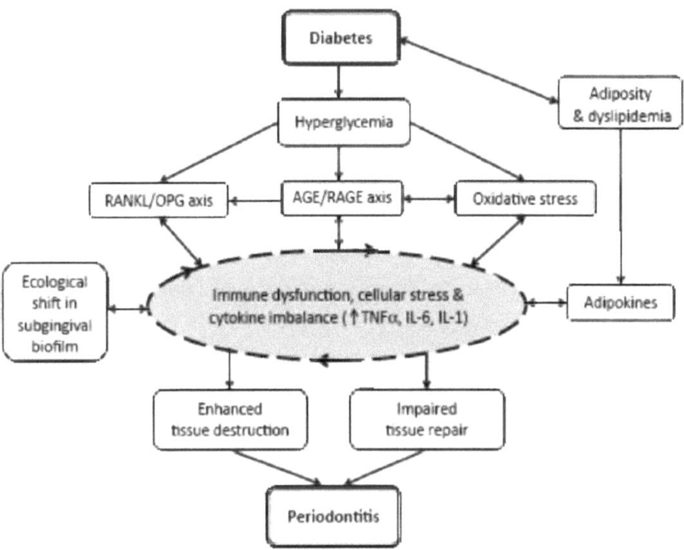

Efeitos da diabetes no periodonto

A influência da diabetes no periodonto tem sido objeto de um estudo aprofundado. É difícil tirar conclusões definitivas de muitos destes estudos devido à heterogeneidade dos desenhos dos estudos, às diferenças nas populações estudadas, às alterações na classificação das doenças periodontais e da diabetes ao longo dos anos, às alterações nos métodos de diagnóstico da diabetes e de avaliação do controlo glicémico, à inadequação dos controlos do estudo e às diferenças nos parâmetros periodontais ou nas variáveis de resultado medidas. Embora alguns autores não tenham encontrado uma associação significativa entre a diabetes e a inflamação gengival, em muitos estudos foi demonstrado que a prevalência e a gravidade da gengivite são mais elevadas em indivíduos com diabetes.

Emrich **LJ et al (1991)**, em grandes populações, a diabetes tipo 1 demonstrou ser um fator de risco significativo para a periodontite. A população de índios Pima do Arizona, com a maior prevalência de diabetes do mundo, foi objeto de um estudo aprofundado. A prevalência de perda de inserção e de perda óssea foi maior entre os indivíduos diabéticos do que entre os indivíduos de controlo não diabéticos em todos os grupos etários. A destruição periodontal foi mais grave nos doentes diabéticos, com maior perda óssea média e perda de inserção. A diferença na gravidade da doença foi maior nos grupos etários mais jovens. Os indivíduos diabéticos com idades compreendidas entre os 15 e os 34 anos apresentaram valores médios de perda de inserção e de perda óssea aproximadamente duas vezes superiores aos dos indivíduos não diabéticos com idades semelhantes. Numa análise de risco multivariada, determinou-se que os indivíduos diabéticos apresentavam um risco de periodontite 2,8 a 3,4 vezes superior ao dos indivíduos não diabéticos, depois de ajustados para os efeitos de variáveis de confusão como a idade, o sexo e as medidas de higiene oral.[22]

Tervonen T. et al (1993) mostraram que os indivíduos com um mau controlo metabólico nos 2 a 5 anos anteriores tinham uma prevalência significativamente maior de profundidades de sondagem profundas e perda avançada de inserção do que os indivíduos com um bom controlo glicémico. Assim, o controlo metabólico da diabetes pode ser uma variável importante no início e na progressão da doença periodontal. Os doentes com diabetes bem controlada podem ser semelhantes aos indivíduos não diabéticos.[23]

Karjalainen et al. (1994) Além disso, os diabéticos com complicações sistémicas mais avançadas apresentam uma maior frequência e gravidade da doença periodontal.[24]

Grossiet al. (1996) A resistência à insulina pode desenvolver-se em resposta à infeção bacteriana crónica observada na doença periodontal, resultando num pior controlo metabólico em doentes diabéticos. [25]

Papapanou et al. (1996) efectuaram uma meta-análise dos dados de vários estudos que examinaram a associação entre a diabetes tipo 2 e as doenças periodontais, avaliadas através das medições da profundidade de sondagem, da perda de inserção clínica, da perda óssea alveolar ou da combinação das três. Nesta análise, os efeitos diversos são combinados e a dimensão do efeito que resume a associação entre a diabetes e a doença periodontal é expressa por um coeficiente de correlação. O coeficiente de correlação global estimado foi de 0,19 (limites de confiança de 95% 0,16 a 0,22). Este facto demonstra uma associação estatisticamente significativa entre a doença periodontal e a diabetes mellitus.[26]

Westfeltet al. (1996) - Verificou-se que a perda de fixação do periodonto ocorre mais frequentemente em doentes diabéticos moderados e mal controlados, tanto do tipo 1 como do tipo 2, do que naqueles que estão bem controlados.[27]

Taylor GW et al (1998) efectuaram um estudo longitudinal em 362 indivíduos, com idades compreendidas entre os 15 e os 57 anos, 338 dos quais apresentavam uma perda óssea radiográfica <25% no início do estudo e não desenvolveram diabetes tipo 2 nem perderam quaisquer dentes durante o período de estudo de 2 anos. Os outros 24 indivíduos tinham diabetes tipo 2 no início do estudo. As pontuações de perda óssea (escala 0-4) das radiografias panorâmicas corresponderam a uma perda óssea de 0%, 1 a 24%, 25 a 49%, 50 a 74% ou ≥ 75% de alteração na categoria de pontuação óssea foi calculada como a alteração na leitura da pior pontuação óssea (WBS) após 2 anos. O resultado do estudo mostrou que a diabetes tipo 2 aumentou significativamente a taxa de progressão da perda óssea alveolar ao longo de um período de 2 anos, quando comparada com indivíduos não diabéticos. O risco de perda óssea progressiva foi 4,2 vezes maior em indivíduos diabéticos, com o maior aumento do risco a ocorrer em pacientes com idade inferior a 34 anos.[28]

Stewart et al. (2001) o tratamento periodontal de fase inicial, incluindo motivação e desbridamento das bolsas periodontais em pacientes diabéticos tipo 2, resultou num melhor controlo metabólico da diabetes.[29]

. **Faria-Almeida et al. (2006)** Numa população estudada de pacientes com DM tipo 2 e valores de hemoglobina glicosilada de 6-8%, o tratamento periodontal de fase inicial resultou numa melhoria significativa do controlo glicémico. Os níveis de colesterol total, triglicéridos e lipoproteínas de baixa densidade também diminuíram no grupo de teste e aumentaram no grupo de controlo. Estes resultados demonstram que o estado de controlo da doença periodontal pode contribuir para o controlo metabólico da DM .[30]

Mecanismo da influência diabética no periodonto.

Foram propostos vários mecanismos possíveis através dos quais a diabetes pode afetar o periodonto. Estes mecanismos são semelhantes à fisiopatologia das complicações diabéticas microvasculares e macrovasculares clássicas.

1. Micro-organismo

Existem poucas diferenças na microbiota subgengival entre pacientes diabéticos e não diabéticos com periodontite. Isto sugere que as alterações na resposta imuno-inflamatória do hospedeiro a potenciais agentes patogénicos podem desempenhar um papel predominante. Alguns estudos relataram proporções mais elevadas de espécies de Capnocytophaga, Porphyromonasgingivalis e Actinobacillusactinomycetemcomitans nos doentes com diabetes.[31]

Capnocytophagaspecies foram isoladas como os organismos cultiváveis predominantes de lesões periodontais em diabéticos tipo 1, com uma média de 24% da flora cultivável[32] **Mashimoet al.(1983).** Foi detectada uma distribuição semelhante dos agentes patogénicos putativos predominantes, Prevotellaintermedia, Campylobacter rectus, Porphyromonas gingivalis, e Aggregatibacter actinomycetemcomitans (anteriormente conhecido como Actinobacillus actinomycetemcomitans), aos associados à doença periodontal crónica do adulto em lesões periodontais de diabéticos de tipo 2, com potencial para atividade da doença durante um controlo metabólico deficiente[33] **Zambonet al.(1988).**

2. Aumento da glucose do fluido gengival e crevicular (GCF)

O aumento dos níveis de glicose no sangue na diabetes reflecte-se no aumento dos níveis de glicose no FGC. Estudos in vitro mostraram uma diminuição da quimiotaxia dos fibroblastos do ligamento periodontal para o fator de crescimento derivado das plaquetas (PDGF) quando colocados num ambiente hiperglicémico em comparação com condições normoglicémicas.

Como a bolsa periodontal é o local de feridas bacterianas persistentes, uma resposta intacta de cicatrização de feridas é fundamental para manter a saúde dos tecidos. Um nível elevado de glicose no FGC pode prejudicar diretamente a capacidade de cicatrização de feridas dos fibroblastos no periodonto, inibindo a fixação e a disseminação destas células, que são fundamentais para a cicatrização de feridas e a renovação normal dos tecidos.[34]

3. Espessura do capilar gengival, das células endoteliais, da membrana basal e das paredes dos pequenos vasos sanguíneos

As alterações que afectam a vasculatura renal, retiniana e perineural na diabetes podem ocorrer no periodonto. Em indivíduos diabéticos, pode observar-se um aumento da espessura das membranas basais endoteliais capilares gengivais e das paredes dos pequenos vasos sanguíneos.

Este espessamento pode prejudicar a difusão de oxigénio e o fornecimento de nutrientes através das membranas basais. O aumento da espessura das paredes dos pequenos vasos resulta num estreitamento dos lúmens, alterando a homeostasia normal dos tecidos periodontais.[34]

4. Função prejudicada das células imunitárias

A função das células imunitárias, incluindo os neutrófilos, os monócitos e os macrófagos, está alterada na diabetes. A aderência dos neutrófilos, a quimiotaxia e a fagocitose são frequentemente prejudicadas, o que pode inibir a morte bacteriana na bolsa periodontal e aumentar significativamente a destruição periodontal.

Embora a função dos neutrófilos esteja frequentemente diminuída na diabetes, a linha celular de monócitos/macrófagos pode apresentar uma regulação positiva em resposta a antigénios bacterianos. A hiperresponsividade do monócito/macrófago resulta num aumento significativo da produção de citocinas e mediadores pró-inflamatórios.[35] As enzimas PMN beta-glucuronidase e elastase, em associação com a angiopatia diabética, foram detectadas em níveis significativamente mais elevados em doentes diabéticos mal controlados[36] **Piwowaret al.(2000).**

5. Níveis de HbA1c

Os níveis de citocinas inflamatórias no FGC também estão relacionados com o controlo glicémico da diabetes. Os doentes diabéticos apresentam níveis aumentados de HbA1c no FGC, o que resulta em alterações nas defesas do hospedeiro sob a forma de aumento da inflamação periodontal, perda de aderência e destruição óssea.[37]

6. Diminuição das células produtoras de matriz

Estão a surgir provas adicionais de que a diminuição das células produtoras de matriz críticas para a manutenção do periodonto, incluindo fibroblastos e osteoblastos, ocorre devido a um aumento da taxa de apoptose num estado hiperglicémico em resposta à infeção por P. gingivalis. Os níveis diminuídos de proliferação e diferenciação e os níveis aumentados de morte celular fornecem um argumento convincente para a maior propensão dos doentes diabéticos para terem uma perda de inserção periodontal mais grave devido a inadequações nos aspectos formativos do metabolismo do tecido conjuntivo relativamente à degradação e remodelação dos tecidos do aparelho de inserção.[38]

7. Formação de produtos finais de glicação avançada (AGEs) e níveis aumentados de AGEs

Em indivíduos com hiperglicemia sustentada, as proteínas tornam-se irreversivelmente glicadas, formando AGEs. Estas proteínas estáveis que contêm hidratos de carbono têm múltiplos efeitos nas interações célula-célula e célula-matriz e pensa-se que são a principal ligação entre as várias complicações diabéticas. A formação de AGE também ocorre no periodonto e são encontrados níveis mais elevados de acumulação de AGE periodontal nas pessoas com diabetes do que em indivíduos não diabéticos. Os AGE formam-se frequentemente no colagénio, aumentando as ligações cruzadas do colagénio e resultando na formação de macromoléculas de colagénio altamente estáveis. Estas moléculas acumulam-se nos tecidos devido à resistência à degradação enzimática normal e à renovação dos tecidos. O colagénio modificado por AGE acumula-se nas paredes dos grandes vasos sanguíneos, espessando as paredes dos vasos e estreitando o lúmen.[39]

O colagénio vascular modificado por AGE tem uma afinidade para as lipoproteínas de baixa densidade (LDL) e provoca a acumulação de LDL na parede dos vasos, contribuindo para as alterações ateroscleróticas caraterísticas das complicações macrovasculares da

diabetes. A membrana basal das células endoteliais também acumula macromoléculas de colagénio modificadas por AGE, o que pode resultar num aumento da espessura da membrana basal na miCrovasculatura, reduzindo o lúmen do vaso e alterando o transporte homeostático normal através da membrana. Este aumento da espessura da membrana basal é observado nos vasos sanguíneos do periodonto em pessoas com diabetes.[40]

Rahman&Soory (2006). Trabalhos recentes utilizando um modelo de cultura de células demonstraram que a glucose, os AGE e a nicotina inibem a síntese de marcadores esteróides da cicatrização de feridas.[41] **8. Interação AGE-RAGE**

Os AGE activam os receptores conhecidos como "Recetor for AGEs" (RAGE) que se encontram na superfície das células musculares lisas, células endoteliais, neurónios e monócitos/macrófagos. Este recetor encontra-se no periodonto e foi identificado um aumento de 50% no mRNA para RAGE nos tecidos gengivais de indivíduos diabéticos de tipo 2 em comparação com controlos não diabéticos.[42]

A hiperglicemia resulta num aumento da expressão de RAGE e da interação AGE-RAGE no endotélio, causando um aumento da permeabilidade vascular e da formação de trombos. A interação AGE-RAGE nos monócitos aumenta o stress oxidante celular e ativa o fator de transcrição nuclear kappa β (NF-κβ), que altera o fenótipo dos monócitos/macrófagos e resulta no aumento da produção de citocinas pró-inflamatórias que é fundamental para o processo inflamatório crónico na formação de lesões ateromatosas nos grandes vasos sanguíneos.

A interação entre os receptores RAGE-AGE nos tecidos periodontais explica, em parte, a elevação acentuada dos níveis de IL-1β, TNF-α e prostaglandina E_2 (PG E_2) no FGC observada em indivíduos diabéticos em comparação com não diabéticos. Estas citocinas pró-inflamatórias contribuem para a patogénese das doenças periodontais e desempenham provavelmente um papel importante em doentes com diabetes, especialmente com um controlo diabético deficiente.[37]

9. Metaloproteinases de matriz activas (MMPs)

As alterações na síntese, maturação e renovação homeostática do colagénio são comuns na diabetes. Estas alterações podem contribuir para a patogénese das doenças periodontais e para a alteração da cicatrização de feridas, uma vez que o colagénio é uma das principais proteínas estruturais do periodonto. Os fibroblastos gengivais humanos produzem uma quantidade reduzida de colagénio e glicosaminoglicanos em ambientes com níveis elevados de glicose.

Para além da diminuição da síntese, o colagénio recém-formado é suscetível de ser degradado por MMPs, como as colagenases, que estão elevadas nos tecidos diabéticos, incluindo o periodonto. Na diabetes, a maior proporção de colagenases tecidulares encontra-se numa forma ativa em comparação com indivíduos não diabéticos, nos quais uma maior proporção se encontra numa forma latente. Em contraste com os efeitos que as MMPs elevadas têm sobre o colagénio recém-sintetizado, o colagénio existente torna-se altamente reticulado na presença de AGEs, diminuindo a sua solubilidade. O resultado destas alterações no metabolismo do colagénio é uma alteração na renovação homeostática normal do colagénio, em que o colagénio recentemente sintetizado é rapidamente degradado por níveis elevados de MMPs activas, enquanto as macromoléculas de colagénio modificadas por AGE altamente reticuladas se acumulam nos tecidos. Esta mudança na homeostase pode alterar a resposta de cicatrização de feridas a feridas microbianas crónicas do periodonto.

Influência da infeção periodontal na diabetes

As doenças periodontais são de natureza inflamatória; como tal, podem alterar o controlo glicémico de forma semelhante à obesidade, outra condição inflamatória. Estudos demonstraram que os pacientes diabéticos com infeção periodontal têm um maior risco de piorar o controlo glicémico ao longo do tempo, em comparação com indivíduos diabéticos sem periodontite. Alguns dos estudos que demonstram e sugerem o potencial da infeção periodontal para influenciar negativamente o controlo glicémico na diabetes foram revistos brevemente.

Miller et al (1992) avaliaram o efeito da destartarização e alisamento radicular combinados com 14 dias de doxiciclina sistémica na glicemia em 9 pacientes diabéticos tipo 1 mal controlados com periodontite. Nos exames pós-tratamento 4 e 8 semanas após a terapia, 5 dos 9 pacientes tiveram uma melhoria significativa na hemorragia à sondagem. Estes mesmos 5 indivíduos apresentaram igualmente uma melhoria do controlo metabólico, indicada por reduções significativas dos valores de HbAlc. Os 4 doentes que não apresentaram melhorias na hemorragia à sondagem também não apresentaram melhorias no controlo glicémico.

Este estudo de caso não controlado sugere que a melhoria da saúde periodontal pode ser acompanhada por uma melhoria paralela no controlo metabólico da diabetes e indica os potenciais benefícios sistémicos do tratamento periodontal em pacientes com diabetes e periodontite mal controladas.[44]

Taylor et al (1996) examinaram indivíduos com diabetes tipo 2 para determinar se a periodontite grave aumentava o risco de um mau controlo glicémico. Os indivíduos, alguns dos quais tinham periodontite grave e outros não, tinham todos uma glicemia relativamente bem controlada no início do estudo, tal como indicado pelos níveis de hemoglobina glicosilada (HbAlc) inferiores a 9%. Na reavaliação 2 anos mais tarde, uma maior proporção de indivíduos com periodontite grave tinha um mau controlo glicémico (HbAlc>9%) do que os indivíduos sem periodontite grave. A periodontite grave no início do estudo foi associada a um risco seis vezes maior de mau controlo glicémico no seguimento.[45]

Num estudo de caso-controlo de adultos diabéticos com gengivite ou periodontite ligeira, em comparação com pacientes com periodontite grave, aqueles com doença periodontal grave tiveram uma prevalência significativamente maior de complicações cardiovasculares e renais durante o período de acompanhamento de 1 a 11 anos do que os pacientes com doença periodontal mínima.[46]

Isto foi verdade apesar do facto de os níveis de HbAlc serem semelhantes em ambos os grupos, indicando um nível semelhante de controlo glicémico a longo prazo. Assim, as complicações clássicas da diabetes podem estar intimamente associadas à doença periodontal nestes indivíduos, dando mais crédito ao conceito de que a doença periodontal pode ser a **"sexta**

complicação da diabetes".[47]

Saremi (2005) Um ensaio longitudinal recente examinou o efeito da doença periodontal na mortalidade por causas múltiplas em mais de 600 indivíduos com diabetes tipo 2. Em indivíduos com periodontite grave, a taxa de mortalidade por doença cardíaca isquémica foi 2,3 vezes superior à taxa em indivíduos sem periodontite ou com apenas doença ligeira, depois de considerados outros factores de risco conhecidos. A taxa de mortalidade por nefropatia diabética foi 8,5 vezes superior nos indivíduos com periodontite grave. A taxa de mortalidade global por doença cardio-renal foi 3,5 vezes superior em indivíduos com periodontite grave, sugerindo que a presença de doença periodontal representa um risco de mortalidade cardiovascular e renal em pessoas com diabetes.[48]

O ensaio de intervenção periodontal mencionado a seguir sugere um potencial significativo, benefício metabólico da terapia periodontal em pessoas com diabetes e substancia a hipótese da relação bidirecional;

Kiran (2005) Um estudo recente de pacientes diabéticos tipo 2 bem controlados que tinham apenas gengivite ou periodontite localizada ligeira examinou os efeitos da destartarização e alisamento radicular localizado sem antibióticos sistémicos. Um grupo de controlo diabético com um nível semelhante de doença periodontal não recebeu qualquer tratamento. Após o tratamento, os indivíduos tratados registaram uma redução de 50% na prevalência de hemorragia gengival e uma redução da hemoglobina A1c média de 7,3% para 6,5%. O grupo de controlo, que não recebeu qualquer tratamento periodontal, não teve qualquer alteração na hemorragia gengival, como esperado, e não melhorou a hemoglobinaA1c. Estes resultados sugerem que as alterações no nível de inflamação gengival após o tratamento periodontal podem refletir-se em alterações no controlo glicémico.

Mecanismo pelo qual a infeção periodontal influencia a diabetes

Vários autores propuseram possíveis mecanismos pelos quais a infeção periodontal pode influenciar a diabetes e incluem;

1. **Aumento das proteínas C reactivas (PCR), da interleucina 6 (IL-6) e do fibrinogénio**

A inflamação sistémica desempenha um papel importante na sensibilidade à insulina e na dinâmica da glicose. As evidências sugerem que as doenças periodontais podem induzir ou perpetuar um estado inflamatório crónico sistémico elevado, tal como se reflecte no aumento dos níveis séricos de CRP, IL-6 e fibrinogénio observados em muitos pacientes com periodontite.[50]

2. **Elevação da IL-6 sérica e do fator de necrose tumoral α (TNF-a)**

O TNF-a, produzido em abundância pelos adipócitos, aumenta a resistência à insulina ao impedir a auto-fosforilação dos receptores de insulina e ao inibir a sinalização do segundo mensageiro através da inibição da enzima tirosina quinase. A IL-6 é importante na estimulação da produção de TNF-α, pelo que a produção elevada de IL-6 na obesidade resulta em níveis circulantes mais elevados de IL-6 e TNF-α. A infeção periodontal também pode induzir níveis séricos elevados de IL-6 e TNF-α e pode desempenhar um papel semelhante ao da obesidade na indução ou exacerbação da resistência à insulina.[51]

Associação da infeção periodontal e do controlo da diabetes

A presença de uma infeção aguda pode predispor à resistência à insulina (Atkinson & Maclaren 1990)[52] . Esta pode ocorrer independentemente de um estado diabético e persistir até 3 semanas após a resolução da infeção[53] (Yki-Jarvinenet al. 1989).

Também foi registada uma redução da dose de insulina em diabéticos de tipo 1 após tratamento periodontal **Sastrowijotoet al. (1990).[54]**

Taylor et al. (1996) Num estudo longitudinal de indivíduos com DM tipo 2, foi demonstrado que os indivíduos com doença periodontal grave demonstraram um controlo significativamente pior da sua condição diabética do que aqueles com um envolvimento periodontal mínimo.[45]

Alguns estudos demonstraram que a estabilização da condição periodontal com terapia mecânica, em combinação com tetraciclina sistémica, melhora a condição diabética nestes doentes **Grossiet al. (1997b).[55]**

Lesões inflamatórias significativas na doença periodontal grave podem contribuir para a exacerbação da diabetes. Os marcadores de inflamação comuns à diabetes e à doença periodontal são uma indicação do controlo da doença.[56]

Foi demonstrado que diabéticos bem controlados com terapia de apoio regular mantêm os resultados do tratamento 5 anos após uma combinação de tratamento não cirúrgico e cirúrgico **Westfelt et al. (1996).[27]**

No entanto, um resultado menos favorável do tratamento pode ocorrer na terapia de manutenção a longo prazo de diabéticos mal controlados, que podem sucumbir a uma recorrência mais rápida de bolsas inicialmente profundas **Tervonen & Karjalainen (1997).[57]**

O tratamento de doentes com DM bem controlados seria semelhante ao dos doentes diabéticos para a maioria dos procedimentos dentários de rotina. A resposta ao tratamento não cirúrgico a curto prazo de diabéticos estáveis foi considerada semelhante à dos controlos diabéticos, com tendências semelhantes na melhoria das profundidades de sondagem, ganho de fixação e alteração da microbiota subgengival **(Christgauet al. 1998).[58]**

Conclusão

As doenças periodontais e a diabetes mellitus estão intimamente associadas e são doenças crónicas altamente prevalecentes com muitas semelhanças na patobiologia. As condições antecedentes relacionadas, incluindo a obesidade e a resistência à insulina, podem desempenhar um papel importante nesta relação. A inflamação é o fator crítico na associação e a sua importância só agora está a ser revelada. A diabetes aumenta claramente o risco de doenças periodontais, tendo sido demonstrados em abundância mecanismos biologicamente plausíveis. Menos claro é o impacto da doença periodontal no controlo glicémico da diabetes e os mecanismos através dos quais isso ocorre. É possível que as doenças periodontais possam servir como iniciadoras ou propagadoras da resistência à insulina de uma forma semelhante à obesidade, agravando assim o controlo glicémico. É necessária mais investigação para esclarecer este aspeto da relação entre as doenças periodontais e a diabetes.

Relatório de consenso do Workshop Conjunto EFP/AAP sobre Periodontite e Doenças Sistémicas 2013:[59]

"A periodontite grave afecta negativamente o controlo da diabetes (HbA1C) e também a glicemia em doentes não diabéticos. Existe uma relação direta e dependente da dose entre a gravidade da periodontite e as complicações da diabetes em doentes com diabetes e há provas emergentes de que a periodontite grave pode predispor ao desenvolvimento da diabetes. As ligações mecânicas entre a periodontite e a diabetes envolvem interações AGE-RAGE, stress oxidativo e redes de citocinas alteradas. O tratamento periodontal reduz a HbA1C plasmática aos 3 meses em níveis equivalentes à adição de um segundo medicamento a um regime farmacológico."

PERIODONTITE E DOENÇAS CARDIOVASCULARES

As doenças cardiovasculares (DCV), como a aterosclerose e o enfarte do miocárdio, resultam de um conjunto complexo de factores genéticos e ambientais.[60] Os factores genéticos incluem a idade, o metabolismo lipídico, a obesidade, a hipertensão, a diabetes e o aumento dos níveis de fibrinogénio. Os factores de risco clássicos das doenças cardiovasculares, como a hipertensão, a hipercolesterolemia e o consumo de cigarros, só podem explicar metade a dois terços da variação na incidência de DCV. Entre outros possíveis factores de risco, as provas que ligam a infeção crónica e a inflamação à DCV são mais exigentes.[61,62]

É evidente que a doença periodontal é capaz de predispor o indivíduo para DCV, se houver abundância de espécies gram-negativas envolvidas, os níveis prontamente detectáveis de citocinas pró-inflamatórias, o forte infiltrado imunitário e inflamatório estiver envolvido e houver associação de fibrinogénio periférico elevado e contagem de leucócitos.[63]

Processos Patológicos Subjacentes aos Eventos Isquémicos

Quatro processos podem ser relevantes quando se consideram as ligações entre a variação no sangue e nos órgãos formadores de sangue e os eventos isquémicos: aterosclerose; trombose arterial no local de uma placa aterosclerótica rompida; tromboembolismo; e o efeito da viscosidade do sangue (a resistência intrínseca ao fluxo do sangue) distal a uma estenose/oclusão aterotrombótica ou a uma oclusão embólica.

A aterosclerose é o espessamento focal da íntima e da média arteriais, que tende a ocorrer em bifurcações e curvas, ou seja, em locais de perturbação do fluxo onde se encontram condições de fluxo não-laminar ou turbulento. Estas reacções celulares podem ser uma resposta à lesão endotelial, mediada por citocinas e factores de crescimento. As infecções (incluindo as infecções periodontais, por H. pylori e C. pneumoniae) podem ser uma das causas dessas lesões, tal como o tabagismo, a hipertensão, a hiperlipidemia, a homocisteinemia e o stress oxidante.

A trombose arterial ocorre frequentemente após a rutura de uma placa ateromatosa, que expõe o sangue corrente ao colagénio subendotelial e a outras fibras (que activam as plaquetas) e ao fator tecidular subendotelial. A importância da trombose na precipitação destes eventos isquémicos tem sido demonstrada pelos efeitos benéficos dos fármacos antiplaquetários (como a aspirina), dos fármacos anticoagulantes (como a heparina) ou dos fármacos trombolíticos (como a estreptoquinase ou o ativador do plasminogénio tecidular) em grandes ensaios controlados e aleatorizados.[64]O aumento da viscosidade do sangue é determinado pela composição do sangue: hematócrito, padrão de proteínas plasmáticas e deformabilidade dos glóbulos vermelhos por forças de cisalhamento. A redução rápida da viscosidade pode causar uma rápida melhoria sintomática.[65]

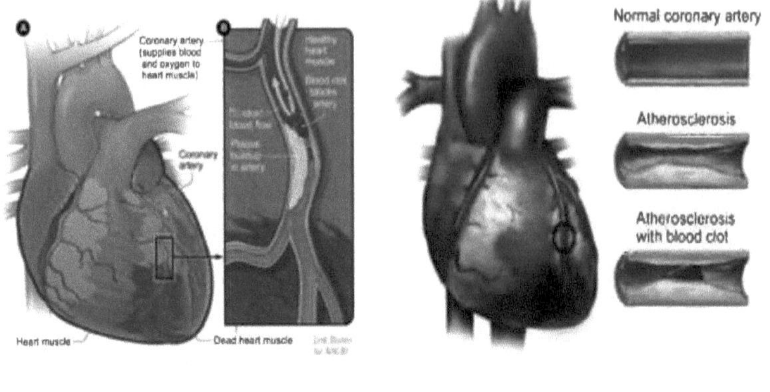

Myocardial Infarction

Atherosclerosis

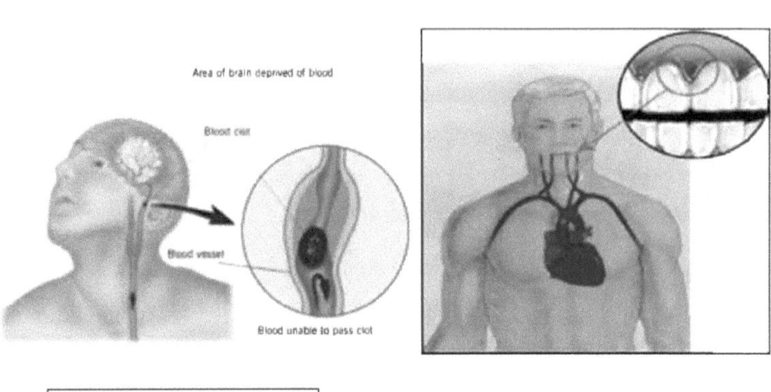

Cerebral Infarction

Visão geral esquemática dos potenciais mecanismos inflamatórios que ligam a periodontite às doenças cardiovasculares.[66]

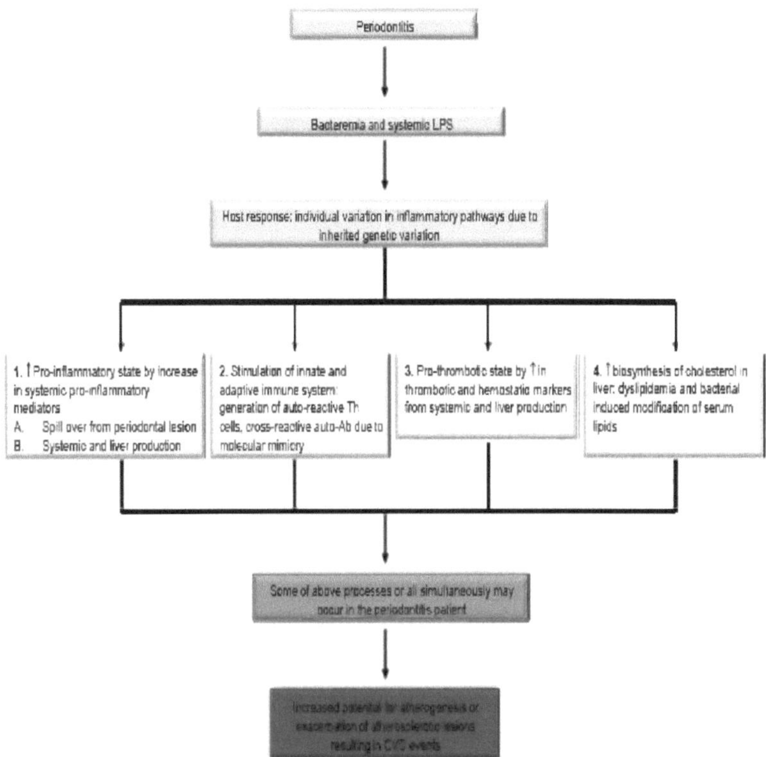

Mecanismos pelos quais as infecções podem contribuir para a aterosclerose

Vários mecanismos possíveis podem operar independentemente ou em conjunto para explicar a associação entre infecções em geral e infecções periodontais especificamente e aterosclerose, enfarte do miocárdio e acidente vascular cerebral. Para efeitos de discussão, vamos considerar quatro mecanismos principais:

1. Efeitos diretos dos agentes infecciosos na formação do ateroma
2. Efeitos indirectos ou mediados pelo hospedeiro desencadeados pela infeção
3. Predisposição genética comum para a doença periodontal e a aterosclerose
4. Factores de risco comuns, como o estilo de vida.

1. Efeitos diretos dos agentes infecciosos na formação de ateromas

Existem três linhas de evidência que sugerem que as bactérias periodontais podem ter efeitos diretos na formação do ateroma.

a) A primeira vem de estudos que encontraram Porphyromonas gingivalis em ateromas carotídeos e coronários.

b) O segundo vem das descobertas de **Deshpande et al (1998)** que mostram in vitro que a P. gingivalis pode invadir e pode proliferar nas células endoteliais.[67]

c) A terceira linha de evidência vem dos estudos de **Herzberg** e **Meyer (1996)** que mostram que a P. gingivalis é capaz de induzir a agregação de plaquetas, que se pensa estar associada à formação de trombos.[68]

Outros mecanismos possíveis incluem a produção de proteases por P. gingivalis e outros agentes patogénicos periodontais, que podem contribuir para a remodelação da matriz extracelular nas placas ateromatosas. A evidência para qualquer um destes mecanismos é, nesta altura, in vitro ou preliminar. No entanto, não é irracional esperar que os organismos que infectam as placas ateromatosas possam contribuir para a sua formação ou para os eventos trombóticos associados ao enfarte do miocárdio.

2. Efeitos indirectos ou mediados pelo hospedeiro desencadeados pela infeção

Um possível mecanismo que tem recebido um apoio considerável é que a periodontite induz uma resposta inflamatória que se manifesta, em parte, pela produção de proteínas de fase aguda, como a proteína C-reactiva e o fibrinogénio, pelo fígado. A proteína C-reactiva e o fibrinogénio são factores de risco independentes para a doença arterial coronária, pelo que, se forem induzidos, pelo menos em parte, pela infeção periodontal, isso pode ajudar a explicar a ligação entre a doença periodontal e a doença cardíaca.

Um estudo recente de **Wu et al (2000), "**An examination of the relation between periodontal health status and cardiovascular risk factors: serum total and HDL cholesterol, C-reactive protein and plasma fibrinogen", utilizando a base de dados NHANES II, verificou que a proteína C-reactiva e o fibrinogénio plasmático estavam relacionados com uma saúde periodontal deficiente, o que apoia esta hipótese.[69]

Outro efeito indireto da infeção periodontal que pode explicar a associação entre a doença periodontal e a doença cardíaca é o facto de os organismos periodontais conterem proteínas que reagem de forma cruzada com o coração. De facto, a proteína de choque térmico-60, que é produzida por Bacteroides forsythus e P. gingivalis, tem cerca de 60% de homologia com a proteína de choque térmico dos mamíferos. Sabe-se que os anticorpos contra a proteína de choque térmico são encontrados em pacientes com doença periodontal. É então concebível que estes anticorpos para as proteínas de choque térmico das bactérias periodontais sejam reactivos cruzados com a proteína de choque térmico que está exposta num endotélio lesionado ou numa placa ateromatosa. Isto poderia desencadear fenómenos auto-imunes e contribuir para a formação de ateroma.[70]

3. Predisposição genética comum para a doença periodontal e a aterosclerose

Poderão existir mecanismos genéticos comuns que estabeleçam a ligação entre a doença periodontal e as doenças cardiovasculares. **Beck et al 1996**[71] forneceram um modelo que propõe a existência de um fenótipo macrofágico hiper-inflamatório geneticamente determinado na doença periodontal, que contribui para a suscetibilidade à aterosclerose. No seu modelo, os investigadores propuseram que as células da linhagem monocítica e as citocinas que as acompanham desempenham um papel crítico na iniciação e propagação da formação de ateroma e da doença periodontal. Muitos doentes com formas graves de doença periodontal e diabetes tipo 1 têm um fenótipo sistémico de monócitos hiper-inflamatórios que segrega níveis anormalmente elevados de citocinas inflamatórias e levanta a possibilidade de este fenótipo M0+ subjacente poder também colocar um doente em risco de aterosclerose e formação de êmbolos. A caraterística M0+ parece estar sob influência genética e ambiental. Foi demonstrado que a elevação da lipoproteína de baixa densidade (LDL) sérica, induzida pela dieta, regula a resposta dos monócitos ao LPS_1 , proporcionando assim uma influência comportamental e ambiental no fenótipo M0+. Assim, um fator de risco conhecido para a doença coronária$_1$, como a ingestão de gordura na dieta, pode aumentar a secreção de citocinas inflamatórias e destrutivas dos tecidos pelos M0+ e, através destes mecanismos comuns, pode contribuir para a gravidade da expressão da doença coronária e da doença periodontal.

4. Factores de risco comuns que afectam tanto a doença periodontal como a doença cardíaca

DeStefano et al verificaram que a doença periodontal e a má higiene oral são indicadores mais fortes do risco de mortalidade total e de doença coronária. Sugerem que a higiene oral pode ser um indicador ou um substituto do estilo de vida que afecta a higiene pessoal e os cuidados de saúde e pode explicar a relação entre a doença periodontal e a doença cardíaca.[72]

Vários estudos que demonstram a relação entre a doença periodontal e a doença cardíaca, após o ajuste para muitos factores associados ao estilo de vida, como o tabagismo e o peso, sugerem que a relação não é simplesmente explicada pelo estilo de vida. Além disso, a constatação de que a exposição gradual à doença periodontal conduz a um aumento do índice cumulativo de doença coronária contraria o estilo de vida como explicação simples para esta associação.

A associação entre doença periodontal e doença cardiovascular ou acidente vascular cerebral pode dever-se a factores de confusão residuais ou a um controlo incompleto dos factores de confusão. Tal como acontece com a maioria dos estudos que ajustam para possíveis factores de confusão, os ajustamentos podem não ser completos, pelo que associações desta magnitude podem dever-se a factores de confusão residuais.

DOENÇA CORONÁRIA: Aterosclerose & Enfarte do miocárdio.

A aterosclerose tem sido definida como um processo de doença progressiva que envolve as artérias musculares e elásticas de grande a médio porte. A lesão avançada é o ateroma, que consiste em placas intimais focais elevadas com um núcleo central necrótico contendo células lisadas, cristais de ésteres de colesterol, células espumosas carregadas de lípidos e proteínas de superfície, incluindo fibrina e fibrinogénio. [73]

A presença de ateroma tende a tornar o doente propenso a trombose porque a superfície associada aumenta a agregação plaquetária e a formação de trombos que podem ocluir a artéria ou ser libertados para causar trombose, doença coronária e acidente vascular cerebral. Um relatório preliminar indica que as placas ateroscleróticas estão normalmente infectadas com agentes patogénicos periodontais gram-negativos, incluindo Actinobacillus actinomycetemcomitans e Porphyromonas gingivalis.

De acordo com um estudo realizado pelo European Research Group on Periodontology, a periodontite tem efeitos que vão para além da cavidade oral e o seu tratamento e prevenção podem contribuir para a prevenção da aterosclerose.[74]

O enfarte do miocárdio é a lesão ou morte de uma área do músculo cardíaco resultante de uma redução do fornecimento de sangue a essa área.

O enfarte do miocárdio deve-se quase sempre à formação de um trombo oclusivo no local de rutura de uma placa ateromatosa numa artéria coronária.[73] Num estudo realizado em 1999, concluiu-se que a condição periodontal dos doentes com enfarte do miocárdio e dos doentes com periodontite moderada a grave era praticamente a mesma. Além disso, o nível de fibrinogénio plasmático e a contagem de leucócitos eram significativamente elevados nos doentes com periodontite, em comparação com os controlos periodontalmente saudáveis.[75]

Acidente vascular cerebral (AVC): O acidente vascular cerebral (AVC) é uma doença cerebrovascular que afecta os vasos sanguíneos que fornecem sangue ao cérebro. Ocorre quando os vasos sanguíneos que levam oxigénio e nutrientes ao cérebro se rompem ou são obstruídos pela formação local de trombos ou por agregados de bactérias e fibrina provenientes de outras fontes, como o coração.

O periodonto inflamado liberta citocinas inflamatórias, LPS e bactérias para a circulação sistémica, que podem promover a aterosclerose e afetar a coagulação, a função das plaquetas e a síntese de PG, contribuindo assim para o aparecimento do AVC.

Endocardite infecciosa (EI)

A endocardite infecciosa é uma infeção bacteriana das válvulas cardíacas ou do endotélio do coração. Ocorre quando as bactérias da corrente sanguínea se alojam em válvulas cardíacas anormais ou em tecido cardíaco danificado. A EI é comummente dividida, de forma imprecisa, em formas agudas e subagudas que têm manifestações clínicas diferentes e, frequentemente, etiologias bacterianas diferentes.

A endocardite bacteriana aguda segue um curso clínico rápido e a morte é geralmente o resultado, a menos que seja interrompida por terapia antibiótica.

A endocardite bacteriana subaguda (EBS) tem um curso mais crónico, em que o doente muitas vezes não se apercebe de um problema até ao aparecimento de febre baixa, anemia e debilidade. A EBS é curável nas suas fases iniciais e, na maioria dos casos, evitável, mas é fatal na ausência de terapêutica antimicrobiana. Os agentes etiológicos mais comuns da EEB são os estreptococos orais.[76] Muitos estudos descobriram que o streptococcus sanguis, uma espécie numericamente proeminente da placa supra e subgengival, é um isolado sanguíneo prevalente de doentes que sofrem de EEB.[77]

Estas bactérias podem ter uma afinidade por vegetações trombóticas estéreis depositadas nas válvulas cardíacas. Além disso, as estirpes de S. sanguis aderem especificamente às plaquetas e agregam-nas através de um mecanismo independente do cálcio. Esta bacteremia pode também causar a formação de trombos in vivo que podem participar na formação de vegetações endocárdicas.

Embora a maioria dos casos de endocardite seja causada por espécies Gram-positivas, foram isoladas bactérias Gram-negativas encontradas na cavidade oral de doentes com EBS, incluindo A. actinomycetemcomitans, espécies de Capnocytophaga e Fusobacterium nucleatum.[78]

Assim, os indivíduos com os factores de risco clássicos para o EEB (H/o febre reumática, estenose aórtica e sopros, incluindo prolapso valvular com regurgitação) e doença periodontal podem estar em maior risco de EEB do que aqueles sem doença periodontal, uma vez que a bacteriemia é mais provável de ocorrer no doente com periodontite.

Os indivíduos que têm determinados defeitos cardíacos pré-existentes correm o risco de desenvolver endocardite quando ocorre uma bacteriémia. A endocardite infecciosa é uma doença sistémica grave e frequentemente fatal que tem sido associada a doenças e tratamentos dentários.

Parece que os procedimentos dentários, especialmente a extração e possivelmente a destartarização, preenchem atualmente os critérios epidemiológicos para a causa da endocardite.

Drangsholt pesquisou a literatura biomédica mundial de 1930 a 1996 e concluiu que a incidência de endocardite infecciosa varia entre 0,70 e 6,8 por 100.000 pessoas-ano; 8% de todos os casos de endocardite estão associados a doença periodontal ou dentária sem procedimento dentário.[79] O risco de endocardite infecciosa após um procedimento dentário é provavelmente da ordem de 1 por 3000 a 5000 procedimentos. Foi proposto um modelo causal de doença dentária e endocardite associada a procedimentos que envolve bacteriémia precoce e tardia. A bacteremia precoce pode "preparar" a superfície endotelial das válvulas cardíacas durante um período de muitos anos e promover o espessamento precoce das válvulas. Isto torna as válvulas susceptíveis à aderência tardia e à colonização por bactérias. A bacteremia tardia pode atuar durante dias ou semanas e permite a aderência e colonização bacteriana da válvula, resultando na infeção fulminante caraterística.

Doenças cardíacas associadas ao maior risco de desfecho adverso da endocardite para as quais se recomenda a profilaxia com procedimentos dentários[80]

Profilaxia da endocardite infecciosa recomendada

História prévia de endocardite infecciosa

Válvulas cardíacas protésicas ou material protésico utilizado na reparação de válvulas cardíacas

Doença cardíaca congénita (CHD)[1] com as seguintes condições:

- DCC cianótica não reparada[1] incluindo shunts e condutas paliativas
- Defeito cardíaco congénito completamente reparado com material ou dispositivo protético, colocado por cirurgia ou por intervenção de cateter, durante os primeiros seis meses após o procedimento
- DCC reparada com defeitos residuais no local ou adjacente ao local de um penso protésico ou dispositivo protésico (que inibem a endotelização)

Receptores de transplante cardíaco que desenvolvem valvulopatia cardíaca

* Recomendações da American Heart Association.

PERIODONTITE E DOENÇAS CARDIOVASCULARES

Regimes de profilaxia antibiótica recomendados para a doença periodontal

Procedimentos em adultos com risco de endocardite infecciosa [80]

Regime	Antibiótico	Dosagem
Regime oral padrão	Amoxicilina	2.0 g 30-60 minutos antes do procedimento
Regime alternativo para doentes alérgicos à amoxicilina/penicilina	Clindamicina	600 mg 30-60 minutos antes do procedimento
	ou	
	Azitromicina ou claritromicina	500 mg 30-60 minutos antes do procedimento
	ou	
	Cefalexina ou Cefadroxil	2,0 g 30-60 minutos antes do procedimento
Doentes incapazes de tomar medicamentos orais	Ampicilina	2.0 g por via intramuscular ou intravenosa nos 30 minutos anteriores ao procedimento
Doentes incapazes de tomar medicamentos orais e alérgicos à penicilina	Clindamicina	600 mg por via intravenosa nos 30 minutos anteriores ao procedimento (deve ser diluído e injetado lentamente)
	ou	
	Cefazolina	1,0 por via gintramuscular ou intravenosa nos 30 minutos anteriores ao procedimento

Estudos epidemiológicos que relacionam a saúde oral com as doenças cardiovasculares

Resultados recentes de vários estudos populacionais a nível mundial. Estes estudos incluem o Atherosclerosis Risk in Communities Study (ARIC), o Health Professional Follow-up Study (HPFS), o Nurses Health Study (NHS) e o Oral Infections and Vascular Disease Epidemiology Study (INVEST) realizado nos Estados Unidos. Outros estudos envolveram populações da Suécia, Finlândia e China.

Kimmo Mattila (1989) - Estudo de controlo em pacientes que tinham sofrido um enfarte agudo do miocárdio e comparou estes pacientes com indivíduos de controlo selecionados na comunidade. O índice dentário utilizado por Mattila foi a soma das pontuações do número de lesões cariosas, dentes em falta e lesões periapicais, e medidas de profundidade de sondagem para indicar periodontite e a presença ou ausência de pericoronite. Os autores relataram uma associação altamente significativa entre a má saúde dentária, medida pelo índice dentário, e o enfarte agudo do miocárdio. A associação foi independente de outros factores de risco de ataque cardíaco, tais como a idade, o colesterol total, os triglicéridos da lipoproteína de alta densidade (HDL), o péptido C, a hipertensão, a diabetes e o tabagismo. [81]

Syrjanen et al 1989 realizaram um estudo caso-controlo de 40 pacientes com infeção cerebral isquémica com menos de 50 anos de idade e 40 controlos comunitários selecionados aleatoriamente, emparelhados por sexo e idade. A avaliação oral foi efectuada através do índice dentário total que mediu o número de lesões cariosas, a gravidade da periodontite, o número de lesões periapicais e a pericoronite. Foi também medida a presença de cálculo subgengival ou supuração nas bolsas gengivais.

A partir dos resultados concluiu-se que a má saúde oral era mais comum em indivíduos com doença cerebrovascular isquémica em pacientes com menos de 50 anos de idade.[82]

Beck et al., 1996, realizaram um estudo sobre 203 casos, incluindo a CHD total determinada como casos de enfarte do miocárdio não fatal, angina de peito e mortes por CHD. Enquanto o AVC foi diagnosticado através da história e do exame físico e 940 controlos do estudo longitudinal dentário VA, componente do Estudo de Envelhecimento Normativo. O exame dentário foi efectuado através da medição da perda óssea alveolar a partir de radiografias, medida com a régua de Schei e a pior profundidade de sondagem por dente. O Odds Ratio de incidência para perda óssea e CHD total foi de 1,5, para perda óssea e CHD fatal foi de 1,9 e para perda óssea e AVC foi de 2,8. A partir destes resultados, os autores concluíram que a doença periodontal está associada a um risco moderado de doença coronária/acidente vascular cerebral.[71]

Grau et al 1997 também apresentaram um estudo de caso-controlo com 66 casos e 60 controlos. Os pacientes sofriam de isquemia cerebral aguda evidenciada por TC ou RM ou de isquemia cerebral transitória. Os investigadores também utilizaram o índice dentário total (TDI) com a ortopantomografia como parte do índice. Verificaram que um mau estado dentário com um TDI >6 estava associado a isquemia cerebral. Os investigadores também analisaram os componentes do TDI e verificaram que não havia associação com o componente de cárie dentária. Estes resultados foram obtidos após o ajuste para o tabagismo atual, diabetes, estatuto socioeconómico e doença vascular pré-existente .[83]

O maior estudo que relaciona o AVC com a doença periodontal é o de **Wu et al. 2000**. Estudaram a base de dados NHANESI de 9962 adultos seguidos até aos 18 anos. O resultado sistémico foi a doença cerebrovascular, incluindo AVC não hemorrágico e hemorrágico e isquemia cerebral transitória. Os indivíduos foram classificados como sofrendo de periodontite, gengivite ou exibindo um periodonto saudável com base no índice periodontal de Russels (RPI). Descobriram que a periodontite na linha de base estava associada a AVC não hemorrágico (isquémico), com um risco relativo de 2,1. De importância considerável foi a descoberta de que, nesta mesma população, não havia associação da periodontite com AVC hemorrágico. Assim, a associação da doença periodontal com o AVC isquémico, que se deve em grande parte a lesões ateroscleróticas, e não com o AVC hemorrágico, que está associado a vasos hemorrágicos, fornece mais provas do papel das infecções nos processos ateroscleróticos. O aumento do risco de AVC não hemorrágico foi observado em homens, mulheres, africanos, americanos e caucasianos. A doença periodontal de base é responsável por 19% do risco atribuível à população para AVC não hemorrágico neste estudo, sugerindo que a doença periodontal tem uma importância significativa para a saúde pública.[69]

Os dados de sondagem periodontal foram recolhidos em 6017 pessoas, com 52-75 anos de idade, que participaram no estudo ARIC (Beck et al. 2001, 2005; Elter et al. 2004). Os investigadores avaliaram tanto a presença de doença cardiovascular clínica (MI ou procedimento de revascularização) como a aterosclerose subclínica (espessura da parede íntima média da artéria carótida (IMT) usando ultra-sons de modo B) como variáveis dependentes na população. Os indivíduos com elevada perda de inserção (≥10% dos locais com perda de inserção <3 mm) e elevada perda dentária exibiram probabilidades elevadas de doença cardiovascular prevalente em comparação com indivíduos com baixa perda de inserção e baixa perda dentária.[84]

Hung et al (2004),[85] após o controlo de importantes factores de risco cardiovascular, os homens com um número reduzido de dentes (≤10 na linha de base) tinham um risco significativamente mais elevado de doença cardiovascular (RR = 1,36; 95% CI 1,11-1,67) em comparação com um número mais elevado de dentes (≥25). Para as mulheres com a mesma extensão de perda dentária relatada, o risco relativo de doença cardiovascular foi de 1,64 em comparação com as mulheres com pelo menos 25 dentes. O risco relativo para eventos de doença cardiovascular fatal aumentou para 1,79 para os homens e 1,64 para as mulheres com perda dentária, respetivamente.

No segundo relatório, **Joshipura et al 2004,** avaliam a associação entre a doença periodontal auto-relatada e as elevações séricas dos biomarcadores de doenças cardiovasculares. De forma transversal, num subconjunto de participantes do HPFS (n = 468 homens). Os biomarcadores séricos incluíram PCR, fibrinogénio, fator VII, ativador do plasminogénio tecidular (t-PA), colesterol LDL, fator de von Willebrand, recetor solúvel de TNF 1 e 2. Nos modelos de regressão multivariada que controlam a idade, o tabagismo, a ingestão de álcool, a atividade física e a ingestão de aspirina, a doença periodontal auto-relatada foi associada a níveis significativamente mais elevados de PCR (30% dos casos), t-PA (11% mais elevados) e colesterol LDL (11% dos casos). Estas análises revelam uma associação significativa entre o número de dentes auto-referido na linha de base e o risco de doença cardiovascular e entre a doença periodontal auto-referida e os biomarcadores séricos de disfunção endotelial e dislipidemia.[86]

Pussinen et al 2004 monitorizaram a resposta de anticorpos para A. actinomycetemcomitans e P. gingivalis entre 6950 indivíduos finlandeses para os quais estavam disponíveis resultados de doenças cardiovasculares ao longo de 13 anos (Mobile Clinic Health Survey). Em comparação com indivíduos seronegativos para estes agentes patogénicos. Os indivíduos seropositivos tinham um rácio de probabilidade de 2,6 para AVC secundário.[87]

Abnet e colaboradores (2005) publicaram recentemente os resultados de um estudo de coorte de 29 584 adultos chineses rurais saudáveis, monitorizados durante 15 anos. A perda de dentes foi avaliada como um resultado da exposição à doença periodontal, e a mortalidade por doença cardíaca ou AVC foi modelada como variáveis dependentes. Os indivíduos com um número de dentes perdidos superior à mediana específica da idade apresentaram um risco significativamente maior de morte por doença cardíaca (RR = 1,28, 95% CI 1,17-1,40) e acidente vascular cerebral (RR = 1,2, 95% CI 1,02-1,23). Estes riscos elevados estavam presentes em homens e mulheres, independentemente do estatuto de fumador.[88]

Desvarieux et al 2005 recolheram placa subgengival de 1056 indivíduos e testaram a presença de 11 bactérias periodontais conhecidas utilizando a técnica de ADN. Os investigadores descobriram que a carga bacteriana periodontal cumulativa estava significativamente relacionada com o IMT da carótida após o ajuste para os factores de risco de doenças cardiovasculares. Quando os valores de IMT foram semelhantes entre os tercis de carga para bactérias putativas (complexo laranja) e associadas à saúde, os valores de IMT aumentaram com cada tercil de carga bacteriana etiológica (A. actinomycetemcomitans, P. gingivalis, T. Denticola, T. Forsythia). Da mesma forma, os valores dos glóbulos brancos (mas não a PCR sérica) aumentaram ao longo destes tercis de carga. Estes dados do INVEST fornecem provas da relação direta entre a microbiologia periodontal e a aterosclerose subclínica, independentemente da PCR. [89] (Engebretson et al. 2005). Foi efectuado um estudo populacional denominado INVEST. Foi relatado que, para um grupo de 203 indivíduos sem AVC (idades 54-94) na linha de base, a espessura média da placa carotídea (medida com ultrassom de modo B) foi significativamente maior entre os indivíduos dentados com perda óssea periodontal grave (≥50% medida radiograficamente) em comparação com aqueles com menos perda óssea (<5O%).[90]

Conclusão

Será necessária mais investigação para determinar que factores, e em que medida, actuam isoladamente ou em conjunto para contribuir para a formação de placas ateromatosas. No entanto, é importante conhecer os mecanismos, uma vez que estes acrescentam provas para apoiar a associação entre a infeção periodontal e a aterosclerose. Além disso, o conhecimento dos mecanismos pode levar a intervenções simples e económicas que moderariam, em parte, a contribuição da infeção para a aterosclerose.

Relatório de consenso do Workshop Conjunto EFP/AAP sobre Periodontite e Doenças Sistémicas.[91]

Concluiu-se que:

(i) existem provas epidemiológicas consistentes e sólidas de que a periodontite confere um risco acrescido de futuras doenças cardiovasculares; e

(ii) embora os estudos in vitro, em animais e clínicos apoiem a interação e o mecanismo biológico, os ensaios de intervenção realizados até à data não são adequados para tirar mais conclusões. São necessários ensaios de intervenção bem concebidos sobre o impacto do tratamento periodontal na prevenção dos resultados clínicos da doença cardiovascular aterosclerótica.

PERIODONTITE E RESULTADOS ADVERSOS NA GRAVIDEZ

Em todo o mundo, em todos os grupos populacionais, o peso à nascença é o fator determinante mais importante das hipóteses de um recém-nascido sobreviver, crescer e desenvolver-se de forma saudável. Neste contexto, o peso à nascença é, desde há muito, objeto de investigações epidemiológicas e alvo de intervenções de saúde pública. O peso à nascença é o único resultado de um sistema multifatorial complexo e é escolhido em muitos estudos como um indicador-chave da saúde subjacente da população sob investigação. É importante referir que o peso à nascença é uma medida não refinada do crescimento fetal; os bebés podem ter o mesmo peso mas diferir no comprimento e na proporção de gordura. Nos últimos 25 anos, registaram-se avanços significativos na medicina perinatal e na compreensão da fisiologia reprodutiva. No entanto, apesar destes avanços, a prevalência de bebés prematuros com baixo peso à nascença não se alterou e, em alguns grupos populacionais, aumentou de facto. Está a ser dada uma atenção considerável aos determinantes causais do baixo peso à nascença. Isto deve-se ao impacto universal dos elevados custos de saúde pública, tanto nos países industrializados como nos países em desenvolvimento, associados ao baixo peso à nascença pré-termo, a curto prazo, através de cuidados neonatais intensivos e, a longo prazo, através dos riscos acrescidos associados a doenças na idade adulta, como as doenças cardiovasculares, a diabetes e a doença pulmonar obstrutiva. Não é claro de que forma o baixo peso à nascença está associado a acontecimentos na vida adulta, embora se tenha levantado a hipótese de que os processos causais para o desenvolvimento de doenças cardiovasculares, doenças pulmonares obstrutivas e diabetes se iniciam no início da vida, afectando a predisposição individual para o risco.[92]

Periodontite - Resultados adversos na gravidez - mecanismos patogénicos[93]

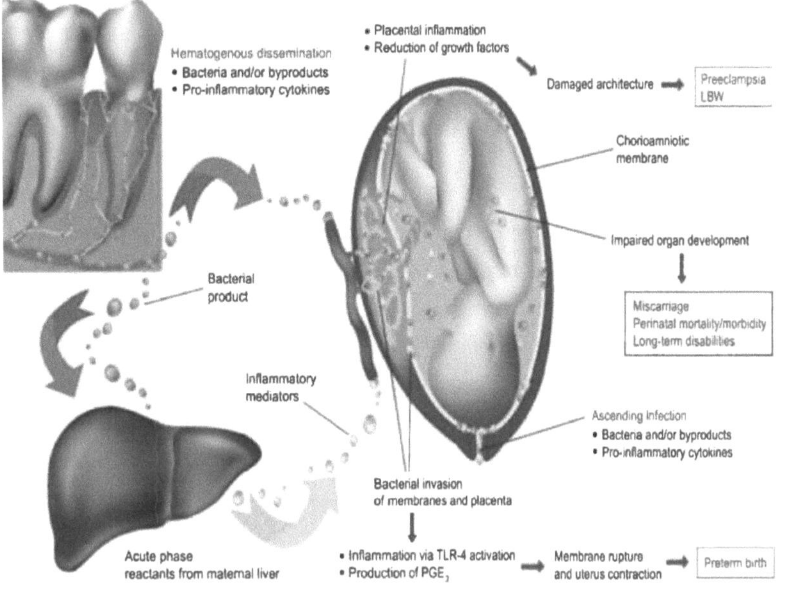

Patogénese do baixo peso à nascença pré-termo[94]

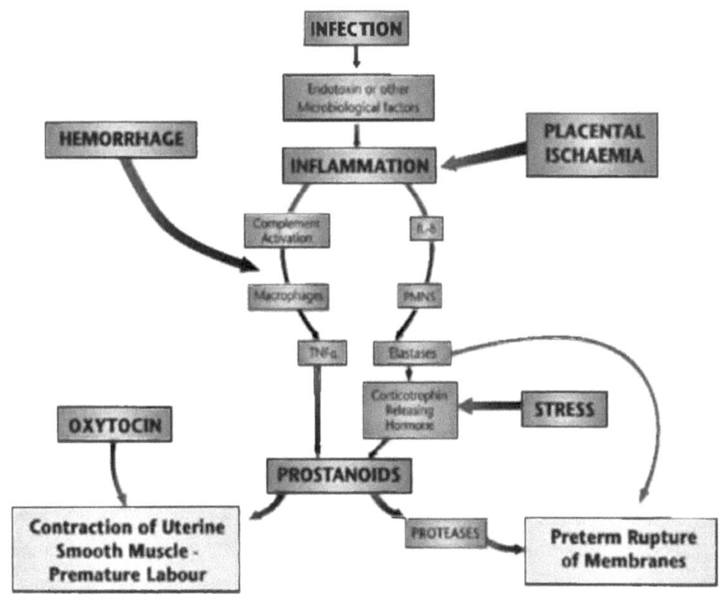

O que é o baixo peso à nascença pré-termo?

A definição internacional de baixo peso à nascença adoptada pela Vigésima Nona Assembleia Mundial de Saúde em 1976 é um peso à nascença "inferior a 2500 gm" (até 2499 gm inclusive). Abaixo deste valor, a mortalidade infantil específica do peso à nascença começa a aumentar rapidamente. O baixo peso à nascença pode resultar tanto de um período gestacional curto como de um crescimento intrauterino retardado.[92]

A gestação normal para os seres humanos, a termo, é de 40 semanas. O nascimento pré-termo ou prematuro é geralmente definido como uma idade gestacional inferior a 37 semanas. É geralmente verdade que a maioria dos nascimentos pré-termo são também de baixo peso à nascença. Em termos mecânicos, é importante distinguir entre o baixo peso à nascença pré-termo e o atraso de crescimento intrauterino. É difícil encontrar uma definição padrão geralmente aceite para o atraso de crescimento intrauterino, também conhecido como "pequeno para a idade gestacional" e "pequeno para a data". A definição seguinte é habitualmente utilizada: peso à nascença inferior a 2500 gm com idade gestacional superior ou igual a 37 semanas: ou seja, estes bebés não são pré-termo.

Risco

A gravidade do aumento da mortalidade infantil e o medo que lhe está associado não são necessariamente constantes em todas as sociedades. No entanto, os custos implícitos para todas as sociedades dos bebés pré-termo com baixo peso à nascença são omnipresentes, uma vez que, em geral, estes bebés exigem mais recursos ao longo do seu desenvolvimento. Por definição, os bebés pré-termo com baixo peso à nascença resultam de um período gestacional mais curto e, por conseguinte, a compreensão dos processos biológicos que levam ao início normal do trabalho de parto a termo é fundamental para a determinação da forma como o trabalho de parto pré-termo pode ser iniciado. No entanto, o início do trabalho de parto em humanos não é totalmente compreendido. O momento em que o trabalho de parto se inicia não é constante em todas as gestações e ocorre devido a uma mudança súbita ou instabilidade (descontinuidade homeostática) no sistema materno. O início do trabalho de parto é representativo das estruturas instáveis descritas pela matemática não linear da teoria da catástrofe, e a utilização destes novos conceitos pode ajudar a derivar modelos mais rigorosos deste evento no futuro. A gestação termina com o início do trabalho de parto. Até este momento, o crescimento fetal está sujeito a factores que afectam o progresso geral da gravidez. Portanto, o baixo peso pré-termo ao nascer é o resultado de mudanças num sistema contínuo e estável, seguido pelo início precoce de uma mudança súbita ou catastrófica. As tentativas de determinar os factores envolvidos no baixo peso pré-termo à nascença são complicadas pela dicotomia entre a natureza sistémica do desenvolvimento fetal e a rapidez do início do trabalho de parto.

Qualquer descrição dos factores que levam ao baixo peso pré-termo à nascença é complexa e, até agora, tem desafiado as tentativas de produzir um sistema de pontuação que preveja o resultado de uma determinada gravidez.

a. Risco genético

O verdadeiro efeito dos factores genéticos é muitas vezes difícil de avaliar devido à influência dos factores ambientais. Uma meta-análise de estudos familiares conclui que existe um efeito genético provável para o crescimento intrauterino e um efeito possível para a duração da gestação. São necessários mais trabalhos para avaliar a magnitude destes efeitos. O tamanho do corpo da mãe, que tem uma componente genética, foi sugerido como um dos factores determinantes mais importantes do tamanho do bebé. Este, por sua vez, está relacionado com a nutrição, uma vez que a subnutrição crónica pode afetar a estatura materna.

b. Risco demográfico e psicossocial

Pensa-se que a idade materna muito jovem (menos de 18 anos) e a idade materna mais velha (mais de 36 anos) afectam o crescimento intrauterino e a duração da gestação. No entanto, uma mãe mais jovem pode ter tido menos exposição a outros factores de risco ambientais, como o tabagismo, do que uma mãe mais velha. No caso de mães muito jovens, o efeito pode ser mediado por efeitos indirectos na altura materna. Foi demonstrado que as más condições socioeconómicas, o stress e a ansiedade, a elevada carga de trabalho físico materno e a educação materna estão relacionados com o aumento das taxas de parto pré-termo. Potencialmente, o mais facilmente modificável dos factores acima referidos é a educação materna.

c. Risco obstétrico

Uma história anterior de parto pré-termo, aborto espontâneo, nado-morto, incompetência cervical, paridade extremamente elevada e multiparidade são factores de risco para o parto pré-termo. A tendência de algumas mulheres para partos pré-termo repetitivos, aborto espontâneo, nado-morto e incompetência cervical pode ter uma componente genética. Acredita-se geralmente que o desfecho da gravidez é mais favorável para as multíparas do que para as fetoparas. No entanto, a tendência para as fémiparas serem mais jovens do que as multíparas pode confundir a associação, tal como os factores socioeconómicos.

O sofrimento fetal, independentemente da causa, e as complicações maternas, como a pré-eclâmpsia, também resultam num parto prematuro.

d. Risco nutricional

A nutrição fetal e a nutrição materna não são a mesma coisa. O crescimento do feto é afetado pelos nutrientes e pelo oxigénio que recebe da mãe. O peso corporal da mãe é um dos factores determinantes da sua capacidade de nutrir o bebé. Este é estabelecido durante a vida fetal da mãe e pela sua alimentação anterior na infância e adolescência, que determina o seu peso corporal. A dieta materna na gravidez tem pouco efeito sobre o peso à nascença, mas pode programar o bebé. O feto pode adaptar-se à subnutrição modificando o metabolismo, o que pode assumir a forma de alteração das taxas de produção hormonal, abrandando a taxa de crescimento.

e. Infeção

Tanto as infecções generalizadas, incluindo as doenças episódicas como as infecções respiratórias virais, a diarreia e a malária, como as infecções mais localizadas dos sistemas genital e urinário podem afetar o período gestacional. É mais provável que estas infecções ocorram em mães com más condições socioeconómicas. Estão atualmente estabelecidas associações entre a corioamnionite, em que as fontes de infeção ganham acesso às membranas fetais extraplacentárias, e a infeção do líquido amniótico e o baixo peso à nascença prematuro.

Estudos epidemiológicos

O primeiro artigo a sugerir uma associação entre doença periodontal e PT / LBW foi publicado por **Offenebacher et al 1996.** Eles examinaram 93 mães que deram à luz crianças com PT ou BPN. Estas foram comparadas com 31 mães de controlo que deram à luz crianças de termo e peso normais. Os autores definiram o BPN como <2500 gms ou aborto espontâneo antes dos 12 anos de gestação. O nascimento PT foi definido como trabalho de parto pré-termo que exigiu intervenção médica, rutura prematura da membrana antes de 36 semanas de idade gestacional de nascimento, com idade gestacional inferior a 36 semanas. Verificaram que o Odds ratio para a doença periodontal e o nascimento prematuro era significativo, com um risco 7,5 vezes maior de PT / BPN se a mãe tivesse evidência de doença periodontal (diagnosticada como perda clínica de inserção) em comparação com mães sem doença periodontal.[95]

Dasanayake 1998 avaliou a associação entre o estado de saúde oral das mulheres grávidas e o baixo peso à nascença dos recém-nascidos. O efeito do estado de saúde periodontal e de cárie dentária das mulheres na altura do parto sobre o peso à nascença do bebé foi avaliado utilizando a análise de regressão logística condicional, controlando simultaneamente os factores de risco conhecidos para o BPN. Foi realizado um estudo de caso-controlo com 55 casos e 55 controlos provenientes de 503 mães que deram à luz os seus bebés na Tailândia. As mães que deram à luz um bebé vivo cujo peso à nascença era <2500 gms foram consideradas como potenciais casos. Os potenciais controlos foram as mães que deram à luz bebés vivos com peso ≥2500 gms. Verificaram que as mães com áreas gengivais mais saudáveis tinham um risco menor de BPN e concluíram que a má saúde periodontal da mãe é um potencial fator de risco independente para o BPN.[96]

Offenbacher et al 1998 compararam 25 casos de PT/LBW (BW <2500 gms, idade gestacional <36 semanas) com 15 controlos de peso normal à nascença. O estado periodontal foi avaliado usando o nível de inserção clínica, profundidade de sondagem periodontal em seis locais por dente e sangramento à sondagem. Os resultados do estudo mostraram que os níveis de GCF - PGE_2 foram significativamente mais altos em mães PT/LBW em comparação com mães com crianças com peso normal ao nascer. Quatro organismos associados à periodontite, ou seja, Bacteroides forsythus, porphyromonas gingivalis, Actinobacillus actinomycetemcomitans e Treponema denticola, foram detectados em níveis mais elevados em mães com PT/LBW em comparação com controlos com peso normal à nascença.[97]

Jeffcoat et al 2001 também encontraram uma associação positiva entre a doença periodontal materna e o nascimento pré-termo no estudo de coorte comparável dos EUA, que envolveu 1313 mulheres grávidas. Foram efectuadas avaliações periodontais, médicas e comportamentais completas entre as 21 e as 24 semanas de gestação para cada sujeito. A idade gestacional dos bebés foi determinada após o parto e foi realizada uma modelação de regressão logística para avaliar qualquer relação entre a doença periodontal e o nascimento pré-termo, fazendo ajustamentos para outros factores de risco conhecidos. Nomeadamente, os indivíduos com doença periodontal grave ou generalizada tiveram um risco global ajustado = 4,45 para parto pré-termo (<37 semanas) em comparação com indivíduos periodontalmente saudáveis. O risco global ajustado aumenta com o avanço da prematuridade para 5,28 antes das 35 semanas de idade gestacional e 7,07 antes das 32 semanas de idade gestacional. Assim, as mães com doença periodontal grave tinham quatro a sete vezes mais probabilidades de dar à luz um bebé prematuro do que as mães com saúde periodontal.[98]

Offenbacher et al 2001 conduziram um estudo de coorte prospetivo intitulado condições orais e gravidez (OCAP), que foi concebido para determinar se a doença periodontal materna era preditiva de parto pré-termo (<37 semanas) ou muito pré-termo (<32 semanas). 1020 mulheres grávidas foram examinadas periodontalmente antes do parto (<26 semanas de gestação) e após o parto. Mais uma vez foram desenvolvidos modelos de regressão logística utilizando a exposição materna à doença periodontal no momento da inscrição ou à progressão da doença durante a gravidez (perda de inserção clínica ≥ 2mm em mais um local) como variável independente e ajustando para factores de risco conhecidos (por exemplo, parto pré-termo anterior, raça, tabagismo, variáveis de domínio social e outras infecções). No geral, a incidência de parto pré-termo foi de 11,2% entre as mulheres periodontalmente saudáveis, em comparação com 28,6% nas mulheres com doença periodontal moderada-grave (rácio de risco ajustado ou RR = 1,6, 95% CI 1,1 a 2,3). A doença periodontal moderada-grave anteparto foi associada a um aumento da incidência de parto pré-termo espontâneo (15,2% versus 24,9%,

RR ajustado = 2,0, 95% Cl 1,2 a 3,2). Da mesma forma, a taxa não ajustada de parto muito pré-termo foi de 6,4 entre as mulheres com progressão da doença periodontal, significativamente mais elevada do que a taxa de 1,8% entre as mulheres sem progressão da doença. Este estudo implicou a exposição e progressão da doença periodontal materna como factores de risco independentes para os resultados do PTW.[99]

Jarjouraef *al.* Estudo observacional **de 2005** que envolveu 83 casos pré-termo (<37 semanas de gestação) e 120 controlos de parto a termo, o nascimento pré-termo foi associado a periodontite grave, ou seja, cinco ou mais locais com perda de ligação clínica ≥3 mm, OR ajustado = 2,75, (95% Cl 1,1-7,54) .[10 °]

Moreuef *al.* 2005 Num estudo observacional com 96 mulheres grávidas espanholas, verificou-se uma maior gravidade da doença periodontal (percentagem de locais com profundidades de sondagem ≥4 mm) entre as que tiveram bebés com baixo peso à nascença em relação às que tiveram bebés com peso normal.[101]

Da mesma forma, um estudo finlandês **Oittinenefa/. 2005**, que envolveu 130 mães grávidas consecutivamente registadas, concluiu que as mães com doença periodontal tinham 5,5 vezes (95% Cl 1,4-21,2) mais probabilidades de ter partos pré-termo ou resultados adversos na gravidez.

Bosnjakef *al.* (2006) relataram um OR ajustado de 8,13 (95% Cl 2,73-45,9) para doença periodontal materna e parto prematuro para uma população croata (17 casos prematuros e 64 controlos).[103]

Farrell ef *al.* 2006 Uma análise subsequente em não fumadores dentro desta mesma população não confirmou qualquer associação entre uma saúde periodontal deficiente e o nascimento pré-termo ou o baixo peso à nascença. Mais uma vez, as mães não fumadoras que sofreram abortos tardios exibiram uma profundidade de sondagem média mais elevada em comparação com os indivíduos com partos de termo.[104]

Associação entre Doenças Periodontais e Pré-eclâmpsia

A pré-eclampsia é uma doença hipertensiva comum da gravidez que contribui de forma independente para a morbilidade e mortalidade materna e infantil. Esta doença hipertensiva afecta cerca de 5% a 10% das gravidezes e é uma causa importante de morbilidade e mortalidade perinatal e materna. Tem múltiplas etiologias potenciais, várias das quais envolvem alterações vasculares na placenta que são semelhantes às observadas na aterosclerose, como alterações nos tecidos placentários envolvendo eventos oxidativos e inflamatórios **(Ramos et al 1995).[105]**

Boggess et al 2003 levantaram a hipótese de que a exposição materna à doença ou infeção periodontal pode estar associada ao desenvolvimento de pré-eclâmpsia. Utilizando dados recolhidos no âmbito do estudo oral conditions and pregnancy (OCAP), os investigadores efectuaram análises de condições logísticas em resultados recolhidos de 763 mulheres que foram inscritas com <26 semanas de gestação e que deram à luz bebés vivos. A pré-eclâmpsia (definida aqui como pressão arterial >140/90 mm Hg em duas ocasiões separadas e proteinúria ≥1+ na amostra de urina cateterizada) afectou 5,1% dos indivíduos. O risco global ajustado para doença periodontal grave no parto (≥15 locais com profundidade de bolsa ≥4 mm) e pré-eclâmpsia foi de 2,4. Para as mulheres que apresentaram progressão da doença periodontal durante a gravidez (quatro ou mais sítios com aumento da profundidade da bolsa ≥2 mm e resultando em bolsas ≥4 mm de profundidade) o risco global ajustado foi de 2,1. Após o ajuste para outros factores de risco, tais como idade materna, raça, tabagismo, idade gestacional no parto e estatuto de seguro. Os resultados do estudo de coorte indicaram que a doença periodontal materna grave e progressiva durante a gravidez está associada a um risco acrescido de pré-eclâmpsia.[1 °6]

Contreras et al 2006 testaram a mesma hipótese num estudo de controlo de casos realizado na Colômbia e que incluiu 130 mulheres pré-eclâmpticas (pressão arterial ≥149/90 mm Hg e ≥ 2+ proteinúria) e 243 mulheres não pré-eclâmpticas recrutadas entre as 26 e as 36 semanas de gravidez. Para além dos dados sociodemográficos, factores de risco obstétrico e resultados clínicos periodontais, os investigadores examinaram a flora microbiana subgengival materna com técnicas de amostragem e cultura anaeróbica. 64% das mulheres pré-eclâmpticas tinham periodontite crónica (profundidade de bolsa e perda de inserção clínica ≥4 mm e hemorragia à sondagem) versus 37% dos controlos. Notavelmente, uma maior proporção de mulheres pré-eclâmpticas estava infetada subgengivalmente com agentes patogénicos periodontais, incluindo P. gignivalis, T. forsythus e Eikenella corrodens. Este relatório de controlo de casos demonstrou uma relação consistente entre a exposição à doença periodontal como agentes patogénicos subgengivais e a pré-eclâmpsia em mulheres grávidas.[107]

Xiong et al 2006, analisaram recentemente todas as provas existentes até à data que examinam a influência da periodontite nos resultados adversos da gravidez. Vinte e dois estudos (treze de caso-controlo e nove de coorte) centraram-se no baixo peso à nascença pré-termo, baixo peso à nascença, nascimento pré-termo, peso à nascença por idade gestacional, aborto espontâneo ou perda de gravidez e pré-eclampsia. Quinze estudos sugeriram uma associação entre a doença periodontal e o aumento do risco de resultados adversos na gravidez (OR variando de 1,0 a 20,0), enquanto sete não encontraram evidência de associação (OR variando de 0,78 a 2,54). Este relatório concluiu que são necessários mais estudos metodológicos.[108]

A doença periodontal, como uma infeção Gram-negativa remota, pode ter o potencial de afetar o resultado da gravidez. Foi claramente demonstrado que as manipulações intra-orais, como a escovagem dos dentes, têm o potencial de causar bacteremias Gram-negativas e que estas bacteremias ocorrem mais frequentemente em pessoas com mais placa bacteriana e inflamação gengival.[109]

Mediadores inflamatórios como a prostaglandina E_2 (PGE_2) não estão apenas presentes no processo inflamatório periodontal, mas também regulam o processo fisiológico normal de parto, bem como a prematuridade patológica. Os níveis de PGE no líquido amniótico$_2$ aumentam de forma constante ao longo da gravidez até ser atingido um limiar crítico para induzir o trabalho de parto, a dilatação cervical e o nascimento.

Estudos em animais que comprovam resultados adversos na gravidez devido a doença periodontal

Lanning et al. (1983) já tinham observado que hamsters grávidas desafiadas com LPS *de Escherichia coli* apresentavam malformações fetais, abortos espontâneos e baixo peso fetal. O trabalho de Lanning e colaboradores demonstrou claramente que as infecções em animais grávidas podiam provocar muitas complicações na gravidez, incluindo aborto espontâneo, parto prematuro, baixo peso à nascença, restrição do crescimento fetal e anomalias esqueléticas.[110]

Não ficou claro, no entanto, se estes resultados de *E. coli* seriam semelhantes se a endotoxina de anaeróbios orais fosse estudada.

1) Em primeiro lugar, o LPS de organismos entéricos Gram-negativos difere em termos de estrutura e atividade biológica do LPS oral. Assim, Collins precisava de demonstrar que o LPS de organismos orais tinha efeitos semelhantes sobre os resultados fetais quando administrado a animais prenhes.

2) Em segundo lugar, a cavidade oral representa um local distante de infeção. Embora a pneumonia tenha sido um exemplo reconhecido de um local distante de infeção que desencadeia complicações obstétricas maternas, era importante demonstrar que infecções distantes e não disseminadas com agentes patogénicos orais podiam provocar complicações na gravidez em modelos animais.

3) Em terceiro lugar, as infecções orais são de natureza crónica. O aumento do risco obstétrico está geralmente associado a infecções agudas que ocorrem durante a gravidez. Assim, no conceito, a adaptação materna a um desafio infecioso crónico foi assumida como conferindo proteção ao feto, mesmo durante os surtos agudos que podem ocorrer durante a gravidez.

Os estudos de referência de Collins em hamsters **(Collins *et al.* 1994a,b)**[111] demonstraram que a exposição crónica a agentes patogénicos orais como *a P. gingivalis* num modelo de câmara **(Genco & Arko 1994)**[112] não confere, de facto, proteção, mas aumenta a toxicidade placentária fetal da exposição durante a gravidez. Assim, durante a gravidez, a mãe não se torna "tolerante" ao desafio infecioso dos organismos orais.

Collins e colegas (1994b)[113] estudaram de seguida a infeção e a gravidez no hamster, induzindo experimentalmente a doença periodontal no modelo animal. Quatro grupos de animais foram alimentados com ração de controlo ou ração promotora de placa durante um período de 8 semanas para induzir a periodontite experimental antes do acasalamento. Dois grupos adicionais de animais (isto é, uma ração de controlo e uma ração promotora de placa) receberam *P. gingivalis* exógeno por gavagem oral. Os animais alimentados com a dieta promotora de placa bacteriana, 8 semanas antes do acasalamento, desenvolveram periodontite. Estes animais também tiveram ninhadas com um peso fetal médio de 1,25 ± 0,07 g, que era 81% do peso dos grupos de controlo. Os animais que receberam tanto a dieta promotora de placa bacteriana como a gavagem de *P. gingivalis* também tiveram fetos significativamente mais pequenos. O peso fetal médio para este grupo foi de 1,20 ±0,19 g, o que representou uma redução significativa de 22,5% no peso fetal em comparação com os controlos. O desafio com *P. gingivalis* exógeno por gavagem gástrica não parece promover nem uma doença periodontal mais grave nem uma restrição mais grave do crescimento fetal.

Esta experiência indicou que a periodontite induzida experimentalmente no hamster também poderia alterar o peso fetal no hamster. Em estudos recentes com animais, utilizando o modelo de ratinho BALB/C, **Yeo *et al.*** (2005)[114] relataram que a infeção materna por *Campylobacter rectus* medeia a restrição do crescimento fetal em ratinhos prenhes.

Papel dos mediadores inflamatórios no desfecho da gravidez

O papel das prostaglandinas na regulação da fisiologia normal da gravidez tem sido bem documentado. **Gibbs et al. 1992** resumiram as evidências que apoiam o papel das prostaglandinas no trabalho de parto humano da seguinte forma:

1)) A administração de prostaglandinas resulta em aborto ou parto;

2) O tratamento com inibidores de prostaglandinas retarda o processo de aborto no meio do trimestre e o início do trabalho de parto e pode interromper o trabalho de parto pré-termo;

3) O parto a termo está associado a concentrações elevadas de prostaglandinas no líquido amniótico e no plasma materno;

4) As concentrações de ácido araquidónico (pré-cursor das prostaglandinas) no líquido amniótico aumentam durante o trabalho de parto; e

5) A administração intra-amniótica de ácido araquidónico resulta em trabalho de parto.

Conclusão

Embora pareça haver uma associação entre a doença periodontal e o TP / BPN, ainda não é claro que a doença periodontal desempenhe um papel causal nos resultados adversos da gravidez. As evidências preliminares até à data sugerem que a intervenção periodontal pode reduzir os resultados adversos da gravidez. São necessários estudos longitudinais adicionais em grande escala para validar esta associação e para determinar se a associação é causal.

Relatório de consenso do Workshop Conjunto EFP/AAP sobre Periodontite e Doenças Sistémicas[115] : Foram identificadas duas vias principais, uma direta, na qual os microrganismos orais e/ou os seus componentes atingem a unidade feto-placentária e uma indireta, na qual os mediadores inflamatórios circulam e têm impacto na unidade feto-placentária.

Embora a terapia periodontal tenha demonstrado ser segura e conduzir a uma melhoria das condições periodontais em mulheres grávidas, a terapia periodontal relacionada com casos, com ou sem antibióticos sistémicos, não reduz as taxas globais de parto pré-termo e de baixo peso à nascença.

PERIODONTITE E DOENÇAS RESPIRATORIAS

As doenças respiratórias são responsáveis por um número significativo de mortes e por um sofrimento considerável nos seres humanos. Estas doenças são amplamente prevalecentes. Por exemplo, as infecções respiratórias inferiores foram a terceira causa mais comum de mortalidade em todo o mundo em 1990 (causando 4,3 milhões de mortes), e a doença pulmonar obstrutiva crónica (DPOC) foi a sexta principal causa de mortalidade (2,2 milhões de mortes)[116] . As provas acumuladas sugerem que os distúrbios orais, particularmente a doença periodontal, podem influenciar o curso da infeção respiratória.[117]

Estudos recentes forneceram provas provocadoras de um papel das infecções periodontais na iniciação e/ou progressão de várias doenças sistémicas importantes. Relatórios epidemiológicos têm implicado a doença periodontal como um potencial fator de risco para a DPOC e a pneumonia. A DPOC, caracterizada por um bloqueio crónico do fluxo de ar e problemas relacionados com a respiração, inclui duas doenças pulmonares, bronquite crónica e enfisema e, por vezes, asma.

Doenças respiratórias

Pneumonia bacteriana

A pneumonia é um grupo de doenças relacionadas causadas por uma grande variedade de agentes infecciosos, incluindo bactérias, micoplasmas, fungos, parasitas e vírus, que resultam na infeção do parênquima pulmonar. A pneumonia pode ser uma infeção potencialmente fatal, especialmente nos idosos e nos imunocomprometidos, e é uma causa significativa de morbilidade e mortalidade em doentes de todas as idades[118]

Doenças respiratórias

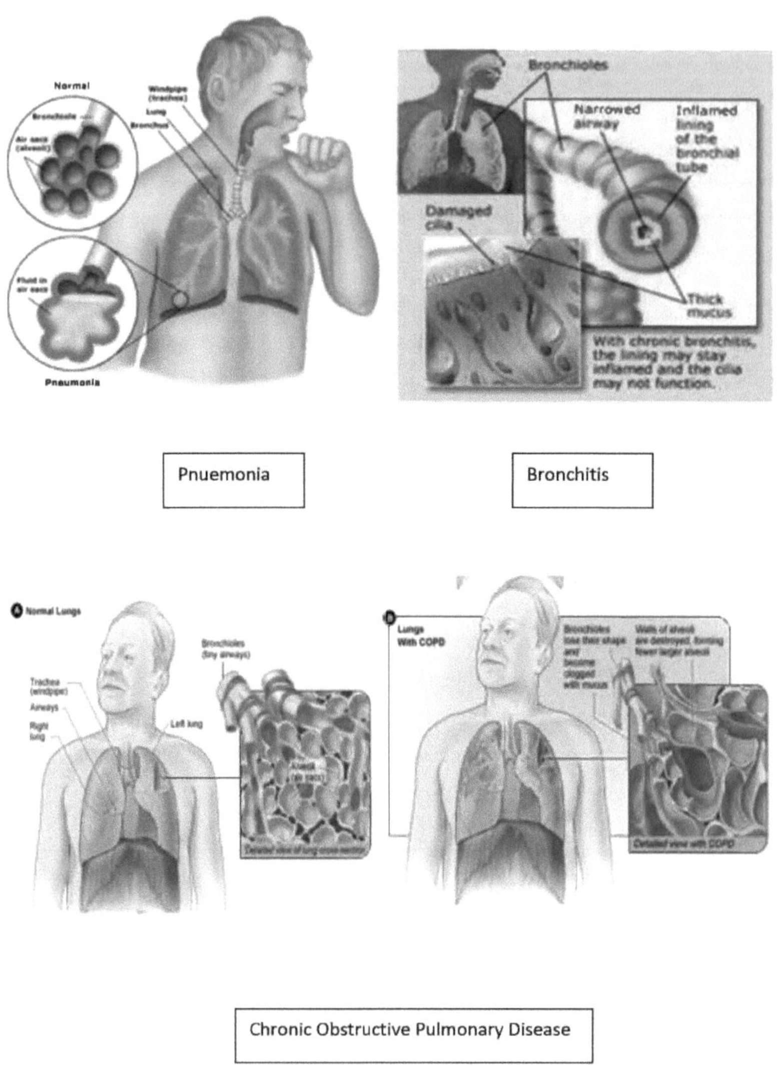

Pnuemonia

Bronchitis

Chronic Obstructive Pulmonary Disease

A pneumonia pode ser classificada como adquirida na comunidade ou adquirida no hospital (nosocomial). Estes tipos de pneumonia diferem no que respeita aos seus agentes causadores. A pneumonia bacteriana adquirida na comunidade está normalmente associada ao Streptococcus pneumoniae e ao Haemophilus influenzae, estando também envolvidas outras espécies como o Mycoplasmapneumoniae, a Chlamydia pneumoniae, a Legionella pneumophila e uma variedade de espécies anaeróbias[119] . O espetro de organismos responsáveis pela pneumonia nosocomial é bastante diferente, sendo os bacilos gram-negativos (incluindo os entéricos, como Escherichia coli, Klebsiella pneumoniae, Serrutiu spp. e Enterobacter spp. bem como Pseudomonas aeruginosa) e Staphylococcus aureus[120] os mais prevalentes.

As infecções são particularmente preocupantes no ambiente hospitalar. Mais de 5% de todos os doentes hospitalizados desenvolvem uma infeção após a sua admissão no hospital, sendo a pneumonia normalmente responsável por 10 a 20% dessas infecções. A pneumonia adquirida no hospital prolonga frequentemente a estadia no hospital e aumenta os custos dos cuidados prestados aos doentes.[117]

Doença Pulmonar Obstrutiva Crónica

Outra doença respiratória grave que afecta um segmento significativo da população é a DPOC. Esta doença é caracterizada por uma obstrução crónica ao fluxo de ar, com produção excessiva de expetoração resultante de bronquite crónica (BC) e/ou enfisema. A bronquite crónica resulta de uma irritação das vias respiratórias brônquicas, que provoca um aumento da proporção de células secretoras de muco no epitélio das vias respiratórias. Estas células segregam um excesso de muco traqueobrônquico suficiente para provocar tosse com expetoração durante, pelo menos, 3 meses por ano ao longo de dois anos consecutivos[121] . O enfisema é definido como a distensão dos espaços aéreos distais ao bronquíolo terminal com destruição dos septos alveolares.

A bronquite crónica é bastante prevalente, com 20 a 30% de todos os adultos com mais de 45 anos a relatarem uma história de asma ou bronquite crónica[122] . A bronquite crónica é mais prevalente nos homens do que nas mulheres, com cerca de 20% de todos os adultos do sexo masculino a apresentarem alguma evidência da doença. A prevalência da doença nas mulheres está a aumentar, uma vez que há mais mulheres a fumar do que nunca.

O principal fator de risco para a DPOC é uma história de consumo prolongado de cigarros, sendo a exposição crónica a poluentes atmosféricos tóxicos (por exemplo, fumo passivo) também um fator contributivo. As condições genéticas, como a presença de um gene defeituoso da alfa 1 anti-tripsina, de uma variante dos genes da alfa-iantictimotripsina, da alfa-2macroglobulina, da proteína de ligação à vitamina D e do antigénio do grupo sanguíneo, podem também predispor os indivíduos para esta doença[123] . Uma das principais complicações da DPOC é a ocorrência de "exacerbações", ou seja, episódios em que há sinais objectivos de agravamento da doença, tais como aumento da produção de expetoração com alteração da cor e/ou consistência, tosse, dispneia, aperto no peito e fadiga.

Os factores responsáveis pelo início da exacerbação não são completamente conhecidos, embora se pense que são provocados, em parte, por uma infeção bacteriana. Os organismos mais associados às exacerbações são H. influenzae, S. pneumoniae e Moraxella cutarrhalis.

Patogénese e factores de risco da infeção pulmonar

O pulmão é composto por numerosas unidades formadas pela ramificação progressiva das vias respiratórias. As vias respiratórias de cada unidade respiratória terminal (bronquíolo, ducto alveolar, saco alveolar e alvéolos) são revestidas por células epiteliais muito próximas dos capilares na sua vertente basal, o que permite uma troca eficaz de gases. Em indivíduos normais e saudáveis, as vias aéreas inferiores são normalmente estéreis, apesar de as secreções das vias aéreas superiores estarem fortemente contaminadas com microrganismos provenientes da superfície oral e nasal. A esterilidade das vias aéreas inferiores é mantida por reflexos de tosse intactos, pela ação das secreções traqueobrônquicas, pelo transporte mucociliar de microrganismos inalados e de material particulado do trato respiratório inferior para a orofaringe e por factores de defesa imunitários e não imunitários (imunidade mediada por células, imunidade humoral e leucócitos polimorfonucleares). Outros factores de defesa contidos nas secreções que revestem o epitélio pulmonar incluem o surfactante, outras proteínas como a fibronectina, o complemento e as imunoglobulinas. O pulmão também contém um rico sistema de células fagocíticas, que removem microorganismos e detritos particulados.

Os microrganismos podem contaminar as vias respiratórias inferiores por quatro vias possíveis: aspiração do conteúdo orofaríngeo[124] , inalação de aerossóis infecciosos[125] , disseminação da infeção a partir de locais contíguos[126] e disseminação hematogénica a partir de locais extrapulmonares de infeção (por exemplo, translocação a partir do trato gastrointestinal)[127] . A aspiração do conteúdo orofaríngeo é a via mais comum de infeção. Embora tenham sido feitas alegações que apoiam o estômago como fonte primária de agentes patogénicos respiratórios nosocomiais, especialmente em doentes tratados com bloqueadores de H_2 e outros medicamentos antiulcerosos, é mais provável que a maioria dos agentes patogénicos colonize primeiro as superfícies da cavidade oral ou da mucosa faríngea antes da aspiração. Estes agentes patogénicos podem colonizar a partir de uma fonte exógena ou podem surgir na sequência de um crescimento excessivo da flora oral normal após tratamento com antibióticos. Os agentes patogénicos respiratórios comuns, como S. pneumoniae, Streptococcus pyogenes, M. pneumonia e H. influenzae, podem colonizar a orofaringe e ser aspirados para as vias respiratórias inferiores. Outras espécies que se pensa constituírem a flora oral normal, incluindo Actinobacillus actinomycetemcomitans, e anaeróbios como Pophyromonasgingivalis e Fusobacterium spp. podem também ser aspirados para as vias respiratórias inferiores e causar pneumonia. [128]

Os factores de risco geralmente aceites que predispõem à pneumonia nosocomial incluem a presença de doenças subjacentes, tais como doença pulmonar crónica, insuficiência cardíaca congestiva ou diabetes mellitus, idade >70 anos, ventilação mecânica ou entubação, história de tabagismo, tratamento prévio com antibióticos, imunossupressão, um longo internamento pré-operatório e/ou procedimentos cirúrgicos prolongados

É possível que as doenças orais, como a doença periodontal, também possam predispor os indivíduos à pneumonia nosocomial. Por exemplo, os doentes hospitalizados, especialmente os que estão internados numa unidade de cuidados intensivos, são susceptíveis de prestar menos atenção à higiene pessoal do que os doentes menos doentes.

Bactérias orais como agentes etiológicos de infecções respiratórias

É possível que os dentes possam servir de reservatório para a infeção respiratória. **Potter et al 1968** observaram que os dentes infectados estavam presentes em 25% de 80 doentes com potenciais agentes patogénicos respiratórios nos brônquios, contra apenas 7,5% de 80 doentes sem agentes patogénicos nos brônquios.[130]

As bactérias orais podem ser libertadas da placa dentária para as secreções salivares, que são depois aspiradas para o trato respiratório inferior, causando pneumonia.

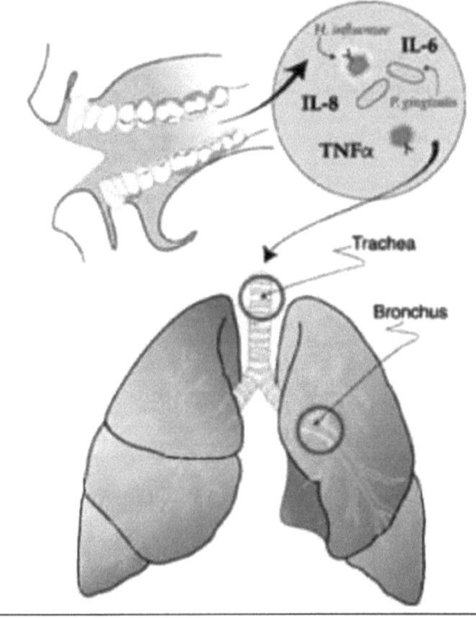

Oral Bacteria Release from Dental Plaque into the Lower Respiratory Tract to Cause Pneumonia

As bactérias que colonizam a placa dentária supra ou subgengival são libertadas para a saliva. Estas bactérias patogénicas podem ser associadas à doença periodontal *(P. gingivalis, Fusobacterium nucleatum)* ou a agentes patogénicos respiratórios *(P. aeruginosa, Klebsilla pneumonia).* A saliva é aspirada para o trato respiratório inferior (brônquios), onde pode ocorrer uma infeção. As citocinas dos tecidos periodontais doentes podem entrar na saliva a partir do fluido da fenda gengival e também ser aspiradas para estimular processos inflamatórios locais que contribuem para o início e/ou progressão da infeção no pulmão.[131]

Há muito que se sabe que podem ocorrer infecções pulmonares anaeróbias graves após a aspiração de secreções salivares, especialmente em doentes com doença periodontal. Estima-se que 30 a 40% de todos os casos de pneumonia por aspiração, pneumonia necrotizante ou abcesso pulmonar envolvam bactérias anaeróbias[132] . Uma variedade de anaeróbios orais e espécies facultativas foram cultivadas a partir de fluidos pulmonares infectados, incluindo Porphyromonas gingivalis, Bacteroides gracilus, Bacteroides oralis, Bacteroides buccae, Eikenella corrodens, Fusobacterium nucleatum, Fusobacterium necrophorum, A. actinomycetemcomitans, Peptostreptococcus, Clostridium e Actinomyces. A maioria, se não todos, destes organismos tem sido implicada como agentes etiológicos na patogénese da doença periodontal.

As bactérias orais também podem ter um papel nas exacerbações da DPOC. Por exemplo, as bactérias orais podem ser cultivadas a partir de uma proporção significativa dos fluidos pulmonares obtidos por aspiração transtraqueal, uma técnica que evita a contaminação com secreções orofaríngeas. Assim, foram colhidas bactérias anaeróbias (presumivelmente da cavidade oral) em 17% dos aspirados transtraqueais de doentes com DPOC[133] . De facto, verificou-se que o Streptococcus viridans era a causa da pneumonia em 4% dos doentes com DPOC[134]

Estudos laboratoriais sugerem que os anaeróbios orais, como a P. gingivalis, podem causar uma inflamação acentuada quando instilados nos pulmões de animais de laboratório[135] Foi também descrita uma relação entre a resposta humoral sistémica a espécies de Prevotella (bactérias associadas à doença periodontal) e a pneumonia associada ao ventilador em doentes hospitalizados. Assim, a colonização dos doentes por espécies de Prevotella pode estar associada a um processo infecioso que conduz à pneumonia associada à ventilação mecânica e a uma resposta humoral sistémica.

A placa dentária como reservatório de agentes patogénicos respiratórios

Vários estudos documentaram que os indivíduos hospitalizados tendem a ter uma pior higiene oral do que os indivíduos de controlo que vivem na comunidade e em ambulatório. A falta de atenção à higiene oral resulta num aumento da massa e da complexidade da placa dentária, o que pode promover interações bacterianas entre as bactérias indígenas da placa e os agentes patogénicos respiratórios reconhecidos, como a P. aeruginosa e os bacilos entéricos. Estas interações podem resultar na colonização da placa dentária por agentes patogénicos respiratórios. A placa dentária pode, portanto, constituir um reservatório para a colonização de agentes patogénicos respiratórios que podem ser libertados para a saliva. A contaminação das porções distais da árvore respiratória pela saliva que contém esses organismos pode resultar em infecções pulmonares

O primeiro estudo a avaliar uma intervenção oral na prevenção de infecções respiratórias foi relatado por **Kuriakona em 1977.** Foi avaliado um grupo de 295 crianças (172 do grupo de estudo e 123 de controlo) com pneumonia crónica. Os sintomas respiratórios e a incidência de constipação, gripe e períodos activos de doença pulmonar crónica foram avaliados durante um período de um ano. O grupo de teste recebeu uma "higienização sistemática" (limpeza regular) da cavidade oral, enquanto o grupo de controlo recebeu uma higiene oral normal. As crianças cujas cavidades orais foram sistematicamente higienizadas sofreram períodos activos de pneumonia crónica 1,7 vezes menos frequentemente do que as crianças do grupo de controlo.[136]

Scannapieco et al 1992 examinaram 34 pacientes não cardíacos na UCI de VA e 25 pacientes como controlos de pacientes externos na clínica de medicina dentária preventiva. O estado de higiene oral, as culturas da placa dentária e da mucosa bucal foram utilizados para a avaliação oral. A higiene oral dos doentes internados na UCI era deficiente e o valor médio da placa era significativamente mais elevado do que nos doentes externos. Assim, os resultados sugerem que a placa dentária pode ser um importante reservatório de agentes patogénicos respiratórios em doentes internados em UCI.[137]

DeRiso et al 1996 estudaram a eficácia do gluconato de clorexidina (CHX) tópico oral para reduzir a pneumonia em doentes colocados em ventilação mecânica após cirurgia cardíaca. Os doentes foram aleatoriamente selecionados para receber CHX a 0,12% (tratamento) ou apenas o veículo (placebo) aplicado duas vezes por dia nas superfícies bucal, faríngea, gengival, da língua e dos dentes. Os pacientes de ambos os grupos também receberam cuidados orais padrão de acordo com o protocolo da UTI. A exposição à CHX tópica reduziu a incidência de infecções totais do trato respiratório no grupo da CHX em 69%. Esta intervenção também reduziu significativamente a mortalidade total (1,16 versus 5,56%) e a necessidade de antibióticos sistémicos.[138]

Mojon et al 1997 avaliaram a relação entre a saúde oral e a incidência de infeção broncopulmonar em 302 residentes de lares de idosos. Todos os pacientes foram submetidos a um exame oral e a um índice periodontal derivado do CPITN. O rácio de risco (RR) foi de 1,7 para a infeção do trato respiratório (ITR) em indivíduos dentados em comparação com indivíduos edêntulos. Os indivíduos dentados com uma história de IR tinham uma pontuação de placa mais elevada (P = 0,002) do que os indivíduos sem IR. RR 2,5 de ter RTI com distúrbios orais selecionados, tais como cálculo e gengivite generalizada. Concluiu-se que a melhoria da higiene oral do paciente pode reduzir o risco de IR em idosos dependentes.[139]

Um estudo prospetivo de **Bergmans et al 2001** avaliou três grupos de pacientes admitidos em três UTIs durante um período de dois anos. O grupo de teste de 87 pacientes recebeu analgésico com gentamicina/colistina/vancomicina a 2% a cada 6 horas. Um grupo placebo de 87 pacientes recebeu o analgésico sem antibióticos. Um grupo de controlo de 61 doentes não recebeu qualquer tratamento. O tratamento com antibiótico tópico preveniu a colonização orofaríngea adquirida (10% versus 59% no grupo placebo e 63% no grupo de controlo) e a incidência de pneumonia (10% versus 31% no grupo placebo e 23% no grupo de controlo).[140]

Estudos sobre a saúde oral e a doença pulmonar obstrutiva crónica (DPOC)

Scannapieco et al 1998 avaliaram a potencial associação entre a doença respiratória e o estado de saúde oral, analisando dados do National Health and Nutritional Examination Survey I (NHANES I) de 23808 indivíduos. Destes, 386 indivíduos referiram uma suspeita de doença respiratória. Foram categorizados como tendo uma doença respiratória crónica confirmada (bronquite crónica ou enfisema) ou uma doença respiratória aguda (gripe, pneumonia ou bronquite aguda) e comparados com os que não tinham doença respiratória. A maioria dos indivíduos com doença respiratória crónica era do sexo masculino e uma proporção significativamente maior dos indivíduos com doença aguda era fumadora. Os indivíduos com doença respiratória crónica confirmada tinham um índice de higiene oral significativamente maior do que os indivíduos sem doença respiratória. Depois de controlar o tabagismo, os não fumadores com doença crónica pareciam ter uma pior higiene oral do que aqueles sem doença crónica. Verificou-se que os não fumadores com doença crónica tinham mais cálculos, pior higiene oral, menos dentes permanentes por boca e mais dentes cariados do que os não fumadores sem doença crónica. Estes resultados sugerem que o índice de higiene oral tem um efeito residual na doença respiratória crónica, tanto do ponto de vista prático como estatístico.[141]

Garcia et al 2001 alargaram o seu trabalho anterior, realizando um acompanhamento de 30 indivíduos inscritos no VA Normative Aging Study. Examinaram o risco de desenvolvimento de DPOC avaliado por espirometria em 1112 indivíduos, 279 dos quais desenvolveram DPOC. Descobriram que os indivíduos no quintil com pior saúde periodontal na linha de base (medida pela perda óssea radiográfica ou pela profundidade de sondagem) tinham maior risco de desenvolver DPOC quando comparados com todos os outros indivíduos, após controlo do tabagismo. Além disso, o pior estado periodontal aumentou o risco de DPOC nos fumadores actuais, mas não nos que nunca fumaram.[142]

No entanto, duas revisões sistemáticas recentes efectuadas por **Scannapieco *et al.* 2003; Azarpazhooh & Leake 2006** indicam que, atualmente, não existem provas suficientes para afirmar que existe uma associação entre a doença periodontal e a DPOC .[143,144]

Mealey & Klokkevold 2006 afirmam que existem provas emergentes de uma associação entre a pneumonia bacteriana adquirida no hospital (nosocomial) e a doença periodontal. Pensa-se que os potenciais agentes patogénicos respiratórios, normalmente provenientes do trato gastrointestinal, podem colonizar a cavidade oral, onde são subsequentemente aspirados, conduzindo à pneumonia[145] .

Potenciais mecanismos de ação das bactérias orais na patogénese da infeção respiratória

Vários mecanismos podem ser imaginados para ajudar a explicar como as bactérias orais podem participar na patogénese da infeção respiratória:

1. Os agentes patogénicos orais (como P. gingivalis, A. actinomycetemcomitans) podem ser aspirados para o pulmão e causar infeção;

2. As enzimas associadas à doença periodontal na saliva podem modificar as superfícies da mucosa para promover a adesão e a colonização por agentes patogénicos respiratórios;

3. As enzimas associadas à doença periodontal podem destruir as películas salivares das bactérias patogénicas; e

4. As citocinas provenientes dos tecidos periodontais podem alterar o epitélio respiratório para promover a infeção por agentes patogénicos respiratórios.

Enzimas associadas à doença periodontal na saliva que modificam as superfícies mucosas

Estudos anteriores demonstraram que os agentes patogénicos respiratórios, como a P. aeruginosa, podem aderir melhor às células epiteliais orais obtidas de doentes colonizados por agentes patogénicos respiratórios do que às células colhidas de doentes não colonizados[146] . O tratamento com tripsina de células epiteliais de pacientes não colonizados in vitro resultou num aumento da adesão de agentes patogénicos respiratórios. Estes dados sugerem que uma alteração da mucosa promoveu uma maior adesão bacteriana por parte destas bactérias, precipitando a perda de fibronectina da superfície da célula epitelial. As células epiteliais bucais de doentes em estado crítico, todas colonizadas por P. aeruginosa, interagiram com um maior número de células bacterianas in vitro e possuíam menores quantidades de fibronectina de superfície, conforme determinado por imunofluorescência. A remoção da fibronectina (por exposição a proteases) pode desmascarar os receptores da superfície da mucosa para adesinas de agentes patogénicos respiratórios. Outros investigadores também apontaram uma relação inversa entre a quantidade de fibronectina das células epiteliais da mucosa e a ligação dos bacilos gram-negativos a essas células[147]

A saliva contém muitas enzimas hidrolíticas, e a quantidade de atividade enzimática na saliva está relacionada com o estado periodontal e de higiene oral dos indivíduos testados. Por exemplo, foi encontrada uma relação direta entre a capacidade da saliva para degradar a fibronectina e a higiene oral[148] . A fonte destas enzimas tem sido atribuída a bactérias ou leucócitos polimorfonucleares, que entram na saliva a partir do sulco gengival. É concebível que em indivíduos com doença periodontal que albergam placa dentária com níveis elevados de bactérias como P. gingivalis e Spirochetes (bactérias conhecidas por serem produtoras prolíficas de proteases), a atividade das proteases possa alterar o epitélio da mucosa de forma a aumentar a adesão e colonização por patogéneos respiratórios. A exposição do epitélio e das glicoproteínas a essas enzimas pode aumentar a adesão das bactérias gram-negativas à superfície da mucosa, expondo os "receptores de adesina enterrados no epitélio da mucosa, o que pode promover uma maior adesão e colonização por agentes patogénicos respiratórios.[149]

Destruição de películas salivares protectoras por bactérias orais

Evidências recentes sugerem que o agente patogénico respiratório H. influenza se liga a mucinas contidas nas secreções mucosas. Esta ligação pode envolver resíduos de ácido siálico. No contexto da DPOC, é possível que os indivíduos com uma higiene oral deficiente possam ter níveis elevados de enzimas hidrolíticas (por exemplo, sialidase) na saliva. Estas enzimas podem processar as mucinas para reduzir a sua capacidade de se ligarem e eliminarem agentes patogénicos como o H. influenzae. Por outro lado, as enzimas podem processar o epitélio respiratório para modular a adesão de tais agentes patogénicos à superfície da mucosa. De facto, vários estudos sugeriram que certas bactérias orais podem decompor uma variedade de componentes salivares[150] . Assim, uma má higiene oral resulta num aumento da carga de placa dentária e dos níveis de enzimas hidrolíticas salivares. Estas enzimas podem então destruir os domínios protectores dos componentes secretórios do hospedeiro (por exemplo, mucinas), diminuindo assim a defesa inespecífica do hospedeiro contra agentes patogénicos respiratórios em indivíduos de alto risco.

Citocinas que podem alterar o epitélio respiratório

Na doença periodontal não tratada, os agentes patogénicos orais estimulam continuamente as células do periodonto (células epiteliais, células endoteliais, fibroblastos, macrófagos, glóbulos brancos) a libertar uma grande variedade de citocinas e outras moléculas biologicamente activas. As citocinas produzidas pelas células epiteliais e do tecido conjuntivo em resposta a estas bactérias incluem a interleucina (IL)-1α, IL-1β, IL-6, IL-8 e TNF-α. As bactérias orais também podem estimular as células mononucleares periféricas a libertar citocinas (IL-lα e TNF-α)[151] . A variação na expressão de tais moléculas de adesão pode alterar a interação dos agentes patogénicos bacterianos com a superfície da mucosa.

É também concebível que as bactérias orais presentes nas secreções entrem em contacto com as superfícies epiteliais respiratórias e possam aderir à superfície da mucosa. As bactérias orais são habitualmente cultivadas, por exemplo, a partir do epitélio das amígdalas. Estas bactérias orais aderentes podem estimular a produção de citocinas pelo epitélio da mucosa. Também é possível que as citocinas provenientes dos tecidos orais (por exemplo, do fluido crevicular gengival), que saem do sulco gengival para se misturarem com a saliva total, possam contaminar o epitélio respiratório distal para estimular as células epiteliais respiratórias. Estas células respiratórias estimuladas podem então libertar outras citocinas que recrutam células inflamatórias (por exemplo, neutrófilos) para o local. Estas células inflamatórias podem libertar enzimas hidrolíticas e outras moléculas modificadoras, resultando num epitélio danificado que pode ser mais suscetível à colonização por agentes patogénicos respiratórios.

Conclusão

Uma saúde oral deficiente, caracterizada por uma higiene oral inadequada que resulta na formação de uma placa dentária extensa, pode promover a colonização oral de agentes patogénicos respiratórios. Uma saúde oral deficiente pode também influenciar a qualidade do epitélio respiratório, resultando numa maior suscetibilidade a infecções respiratórias. As secreções orais e/ou as bactérias orais podem conter enzimas hidrolíticas ou citocinas que alteram as superfícies epiteliais de forma a aumentar a suscetibilidade à adesão e colonização por agentes patogénicos respiratórios. Assim, uma saúde oral deficiente pode aumentar o risco de infecções graves do trato respiratório inferior em indivíduos susceptíveis, incluindo pneumonia em indivíduos hospitalizados ou exacerbação e progressão da DPOC.

É concebível que a melhoria da saúde oral possa diminuir a prevalência da colonização orofaríngea por agentes patogénicos respiratórios, reduzindo assim o risco de infeção em indivíduos de alto risco.

PERIODONTITE E OSTEOPOROSE

A osteoporose e a osteopenia são caracterizadas por reduções da massa óssea e podem levar à fragilidade do esqueleto e a fracturas. De facto, a definição exacta de osteoporose difere em todo o mundo. Em grande parte da Europa, a osteoporose implica uma redução da massa óssea que resulta numa predisposição para a fratura. Estas reduções da massa óssea são medidas clinicamente utilizando as novas técnicas descritas neste documento. Até ao aparecimento e utilização generalizada de tais métodos, como a absorção de raios X de dupla energia, a definição de osteoporose era normalmente feita utilizando os sinais clínicos de uma fratura. Em 1994, a Organização Mundial de Saúde definiu a osteoporose como um nível de densidade mineral óssea superior a 2,5 desvios-padrão abaixo da média de mulheres jovens e normais.[152]

O efeito da osteoporose no osso é claramente demonstrado nos diagramas abaixo. O primeiro diagrama é uma micrografia eletrónica de varrimento de osso trabecular normal. Este osso foi obtido por biopsia da crista ilíaca. Note-se as largas traves trabeculares, a massa óssea e a ausência de microfracturas. Em contraste notável, o segundo diagrama é uma micrografia eletrónica de varrimento de uma biopsia da crista ilíaca de osso trabecular osteoporótico. Verifica-se uma relativa falta de massa óssea e trabéculas estreitas.

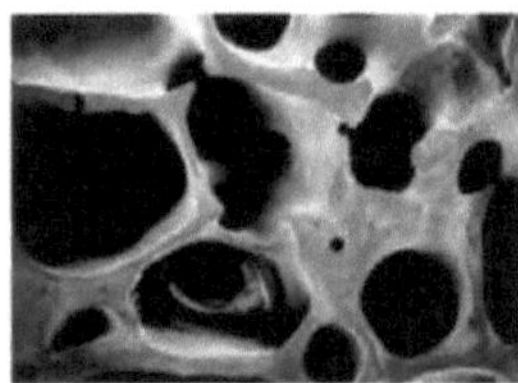

Scanning electron micrograph of normal bone. The wide trabecular struts are evident.

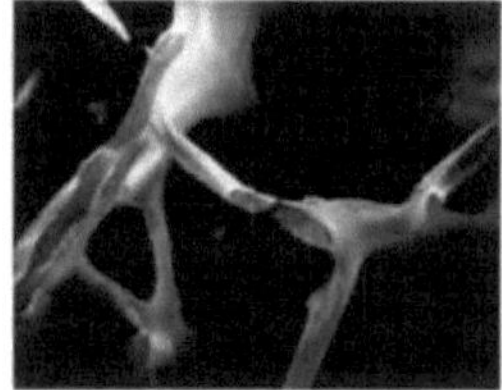

Scanning electron micrograph of osteoporotic bone, paucity of trabeculation

A morbilidade que pode estar associada à osteoporose não deve ser subestimada. Embora a perda de massa óssea, *por si só,* não cause sintomas, quando ocorre uma fratura, pode resultar em dor, perda de função e, em alguns casos, deformidade. Por estas razões, a osteoporose antes da fratura é designada como uma "doença silenciosa". É evidente que as fracturas da anca, da coluna vertebral e do rádio têm efeitos significativos na qualidade de vida do doente, mas uma fratura grave pode também levar à morte.

Os factores de risco para a osteoporose têm sido amplamente estudados. Alguns destes factores de risco são modificáveis e outros não. As mulheres correm um maior risco de osteoporose após a menopausa. Os níveis de estrogénio presentes antes da menopausa protegem contra a perda de minerais ósseos, tal como a terapia de substituição hormonal após a menopausa. A menopausa precoce, quer ocorra naturalmente ou induzida por fármacos ou cirurgia, sem terapia de substituição hormonal, predispõe à osteoporose. A decisão de utilizar ou não a terapêutica hormonal de substituição depende da relação risco-benefício para cada mulher.

A idade é um importante fator de risco não modificável para a osteoporose. Na maioria das mulheres, a massa óssea atinge o seu pico na terceira década de vida (vinte ou trinta anos) e diminui a partir daí. Este declínio da massa óssea é acelerado com o início da menopausa. Embora as estimativas da taxa de perda óssea pós-menopausa possam diferir consoante a população e a tecnologia de medição, foi registada uma taxa da ordem dos 0,5-1,0% por ano.

Periodontite e Osteoporose

Outros factores não modificáveis incluem um corpo magro e o facto de as mulheres caucasianas e asiáticas apresentarem um risco mais elevado do que as mulheres afro-americanas, assim como as mulheres com um historial de osteoporose na família. Os factores modificáveis que contribuem para uma baixa massa óssea incluem a falta de ingestão suficiente de cálcio, a falta de exercício físico, o tabaco e o álcool. Certos medicamentos, como os esteróides, alteram o equilíbrio entre a formação e a reabsorção óssea, resultando numa perda líquida de massa óssea.

A periodontite é uma doença inflamatória caracterizada pela perda de tecido conjuntivo e osso alveolar. Embora o agente causador da periodontite seja uma placa bacteriana patogénica num doente suscetível, a periodontite e a osteoporose têm vários factores de risco em comum.[153]

Factores de risco para osteoporose e doença periodontal[154]

	Osteoporose	**Doença periodontal**
HereditáriaZgenética	Sexo feminino Raça caucasiana ou asiática Antecedentes familiares Menopausa Corpo pequeno Estrutura óssea subóptima	Idade Raça Agregação familiar Polimorfismo da IL-1
Factores alimentares	Baixa ingestão de cálcio Baixa ingestão de vitamina D Consumo elevado de cafeína, sal de proteínas, fosfato	Baixa ingestão cálcio Baixa ingestão deC, E, A, vitaminas selénio

	Fumar	
	Álcool	
Ambiente	Inatividade física	mieloma
Osteoporose	Factores sistémicos	Tabagismo Álcool mellitus
	Diabetes	Stress Diabetes Múltipla
	Doenças do tecido conjuntivo	Alterações hormonais

A medição da perda de osso associada à osteopenia e à osteoporose tem tido muitos problemas semelhantes aos experimentados pelos investigadores clínicos em Periodontia. Ambas as doenças progridem lentamente e as medidas habituais, como as radiografias, estão repletas de erros. Assim, apenas grandes alterações podem ser detectadas com segurança. Não é surpreendente que, com tais medidas, a definição original de osteoporose tenha sido feita clinicamente com base na fratura.

Hoje em dia, o diagnóstico precoce da osteoporose e da doença periodontal é desejável para que o clínico possa intervir antes que ocorra uma morbilidade significativa, como uma fratura, mobilidade dentária ou perda de dentes. Estes métodos resumem-se a;

Para a avaliação de locais intra-orais, foram e estão a ser utilizadas ferramentas de investigação. Tanto a absorciometria como a absorção de raios X de dupla energia foram adaptadas para utilização intra-oral. No entanto, a maioria dos estudos tem utilizado radiografias para avaliar a anatomia e a densidade óssea. Foram descritos métodos que utilizam filmes panorâmicos e intra-orais, periapicais ou bitewing. Foram comunicadas medidas da espessura cortical, outras caraterísticas da imagem e índices concebidos para estudos específicos.[155]

Relação entre a densidade óssea sistémica e mandibular

70 mulheres pós-menopáusicas com evidência clínica de periodontite foram estudadas por **Wactawski-Wende et al.** para testar a hipótese de que a densidade mineral óssea sistémica está relacionada com a periodontite. Foram observadas correlações positivas e significativas entre a perda óssea alveolar e a densidade mineral óssea na coluna vertebral, no trocânter, no triângulo de Ward e no fémur total.[156]

Estratégias comuns para o tratamento da osteoporose e da doença periodontal

Evitar a morbilidade da osteoporose começa com a prevenção. A ingestão adequada de cálcio durante a adolescência e o início da idade adulta é fundamental para a formação do pico de massa óssea. A Conferência de Desenvolvimento de Consenso dos Institutos Nacionais de Saúde dos EUA de 1994 recomendou 1000 mg de cálcio por dia para as mulheres na pré-menopausa e 1500 mg por dia para as mulheres na pós-menopausa. Para maximizar a probabilidade de a massa óssea se manter ao longo da vida, é necessário fazer exercício físico com carga. Tal como a doença periodontal, o tabagismo é um importante fator de risco para a osteoporose e evitar ou deixar de fumar contribui para a saúde óssea.

A perda óssea nas mulheres ocorre mais rapidamente nos anos imediatamente a seguir à menopausa, quando os níveis naturais de estrogénio são muito reduzidos. A terapêutica hormonal de substituição destina-se a substituir o estrogénio após a menopausa, uma vez que este período imediatamente a seguir à menopausa é uma altura de rápida perda de densidade mineral óssea. Nas mulheres com útero, é utilizada uma combinação de estrogénio e progesterona; nas mulheres sem útero, é utilizada apenas a terapia de substituição de estrogénio. Muitos estudos referem que a terapêutica hormonal de substituição e a terapêutica de substituição com estrogénios são eficazes na preservação do mineral ósseo e na redução das fracturas.[157]

O tratamento da osteoporose é um domínio em rápida evolução. A utilização de fluoreto de sódio, bem como de metabolitos da vitamina D para corrigir a má absorção de cálcio, demonstrou ter algum valor na osteoporose estabelecida. No entanto, avanços recentes vieram aumentar o arsenal para o tratamento da osteoporose. A calcitonina, que pode ser administrada por injeção ou spray nasal, inibe a atividade osteoclástica e, com o tempo, diminui a renovação óssea.[158]

A última geração de fármacos bisfosfonatos, como o alendronato, quimissorve-se no osso, diminuindo o número e a atividade dos osteoclastos e, consequentemente, a reabsorção óssea. Foi demonstrado que o alendronato inibe a perda de densidade óssea e diminui o risco de fratura sem perturbar a cicatrização óssea observada com os medicamentos anteriores.[159]

Poucos estudos avaliaram diretamente a relação entre a doença periodontal e as suas sequelas em mulheres que recebem terapia de substituição hormonal. A maioria destes estudos envolveu a terapia de substituição hormonal, estrogénio ou estrogénio mais progesterona, e avaliou a perda dentária, a perda óssea alveolar ou outras medidas de saúde periodontal. Num estudo longitudinal, não cego, de 69 mulheres que receberam terapia de substituição hormonal, **Jacobs et al. 1996** compararam a densidade mineral óssea da coluna lombar, medida por absorciometria de fotões duplos, com a massa óssea mandibular avaliada por medidas quantitativas de radiografias intra-orais padronizadas.[160]

A duração média do estudo foi de 5,1 anos. Foi observada uma correlação significativa, mas moderada, no segundo exame. Em contraste, num estudo transversal de 228 mulheres, **Nordyred et al. 1993** não relataram qualquer diferença no nível de inserção clínica ou perda óssea alveolar. A terapia de substituição de estrogénios foi associada a menos hemorragia gengival após a correção para a idade.[161]

Doença periodontal e osteoporose

Foi demonstrado que as mulheres com início precoce da menopausa têm uma maior incidência de osteoporose e uma densidade mineral óssea significativamente mais baixa. (Kritz-Silverstein & Barrett-Connor 1993).[162]

As alterações que ocorrem são uma redução da densidade óssea, afectando a sua massa e resistência sem afetar significativamente a sua composição química. Uma alteração no equilíbrio cálcio-fosfato, devido a uma absorção deficiente do cálcio dietético e a um aumento da excreção devido à diminuição dos níveis de estrogénio, pode explicar algumas das alterações ósseas observadas nas mulheres pós-menopáusicas[163] (Shapiro *et al.* 1985), envolvendo geralmente mais a mandíbula do que a maxila.

A terapêutica de substituição com estrogénios demonstrou prevenir a osteoporose e manter o conteúdo mineral ósseo em vários locais do esqueleto (Moore *et al.* 1990), com um aumento de 5% do conteúdo mineral ósseo na região da cabeça em comparação com as pessoas que tomaram placebo (Gotfredsen *et al.* 1986).[164]

Um estudo de acompanhamento de 2 anos de 42 171 mulheres pós-menopáusicas (Grodstein *et al.* 1996) mostrou que o risco de perda de dentes era significativamente menor entre as utilizadoras de hormonas.

Estas descobertas reforçam as de Paganini-Hill (1995), que mostrou uma diminuição de 36% na perda de dentes em utilizadores de estrogénio em comparação com não utilizadores.[165]

Existem provas que sugerem que a utilização de estrogénio é necessária para proteger contra a perda óssea (Grady *et al.* 1992)[166] . Embora a osteoporose nas mulheres pós-menopáusicas possa não ser a causa da doença periodontal, pode afetar a gravidade da doença pré-existente. Foi demonstrado que os níveis circulantes de estrogénio têm influência na densidade óssea alveolar em mulheres pós-menopáusicas (Payne *et al.* 1997).[167]

Efeito do tabagismo na osteoporose

Uma associação negativa entre o tabagismo e a densidade óssea foi demonstrada por Krall e Dawson-Hughes (1991)[168] Um estudo sobre gémeas realizado por Hopper e Seeman (1994) demonstrou que, nos 20 pares que mais variaram, em 20 ou mais anos-maço, as diferenças na densidade óssea dentro dos pares foram de 9.3% na coluna lombar, 5,8% no colo do fémur e 6,5% na diáfise do fémur[169] Este estudo também demonstrou um aumento dos níveis séricos de FSH e LH nas fumadoras, o que implica uma redução dos níveis circulantes de estrogénio, levando a um aumento da reabsorção óssea.

O estudo de Jensen *et al.* (1985) investigou 136 mulheres pós-menopáusicas que foram tratadas com três doses diferentes de estrogénio-progesterona ou placebo. Os resultados mostraram níveis reduzidos de estrogénio nas fumadoras (intervalo de 1-30 cigarros por dia nos 6 meses anteriores, média de 12,4), em comparação com as não fumadoras (não fumaram nos 3 meses anteriores).[170]

Verificou-se também uma correlação inversa significativa entre o número de cigarros fumados por dia e os níveis séricos de estrogénio, o que sugere um aumento do metabolismo hepático do estrogénio nas fumadoras pós-menopáusicas, resultando em níveis séricos mais baixos destas hormonas.

Tratamento da osteoporose

A terapêutica de substituição com estrogénios, que abranda a renovação óssea, resulta num aumento da densidade óssea nos espaços trabeculares durante a remodelação (Frost 1989).[171] O aumento da massa óssea esquelética que ocorre em resposta à terapêutica de substituição de estrogénios é evidente nos primeiros 2 anos de tratamento e mantém-se com a continuação do tratamento (Kimmel *et al.* 1994).[172]

Existe alguma controvérsia em relação aos benefícios da substituição hormonal devido aos factores de risco envolvidos. As fracturas devidas à osteoporose e às doenças cardíacas nas mulheres pós-menopáusicas podem ser reduzidas em 50% com a terapêutica de substituição com estrogénios. No entanto, a reposição hormonal com estrogénio, por si só, expõe estas doentes ao risco de cancro do endométrio. Foi demonstrado que a terapêutica hormonal de substituição a longo prazo se correlaciona com um risco acrescido de cancro da mama.

As formulações modernas utilizam uma terapia combinada com uma dose adequada de progesterona em combinação com estrogénio, de modo a minimizar alguns destes factores de risco (Whitehead & Lobo 1988).[173]

Conclusão

Apesar de há muito se postular uma possível relação entre a osteoporose e a perda óssea oral, os estudos existentes têm sido de natureza preliminar. A maioria dos estudos utilizou um pequeno número de indivíduos e teve um desenho transversal. Estes estudos utilizaram diferentes resultados e muitos não tinham o poder ou as técnicas de diagnóstico para abordar adequadamente as questões em causa. O Workshop de 1992 dos Institutos Nacionais de Saúde dos EUA sobre Osteoporose e Perda Óssea Oral recomendou a realização de estudos prospectivos de base populacional sobre a associação entre a perda óssea oral e a perda óssea sistémica, com especial ênfase em coortes de mulheres pós-menopáusicas com e sem substituição hormonal. Os estudos longitudinais permitirão determinar se a progressão da doença periodontal é mais rápida em pacientes com osteopenia do que em pacientes com densidade óssea normal, uma vez que é impossível determinar se essa relação existe apenas com base em estudos transversais.

PERIODONTITE E ARTRITE REUMATOIDE

A artrite reumatoide (AR) é uma doença inflamatória destrutiva crónica caracterizada pela acumulação e persistência de um infiltrado inflamatório na membrana sinovial que leva à sinovite e à destruição da arquitetura articular, resultando numa função prejudicada. Sendo uma doença sistémica, a AR tem manifestações extra-articulares em sistemas como o pulmonar, ocular, vascular e outros órgãos ou estruturas que podem ser afectados pelo processo inflamatório. O paradigma atual da AR inclui um evento inicial (possivelmente uma exposição microbiana ou um auto-antigénio putativo) que conduz a uma inflamação sinovial significativa e à destruição dos tecidos. Tal como na periodontite, há uma acumulação de células inflamatórias (linfócitos T e B, neutrófilos e monócitos), edema dos tecidos, proliferação de células endoteliais e degradação da matriz. A AR é também modificada por variáveis sistémicas, genéticas e ambientais.

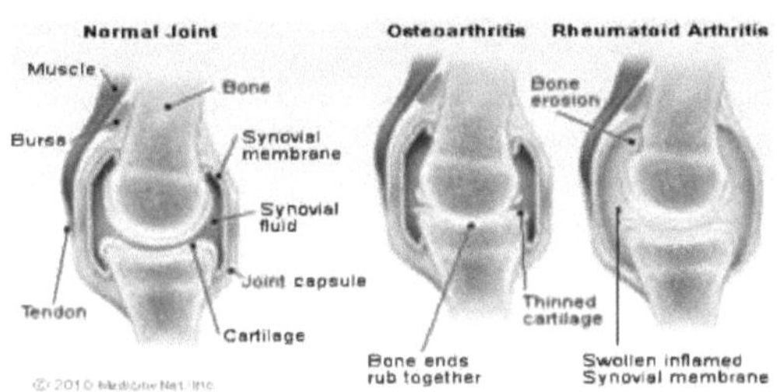

Normal and Arthritic joint

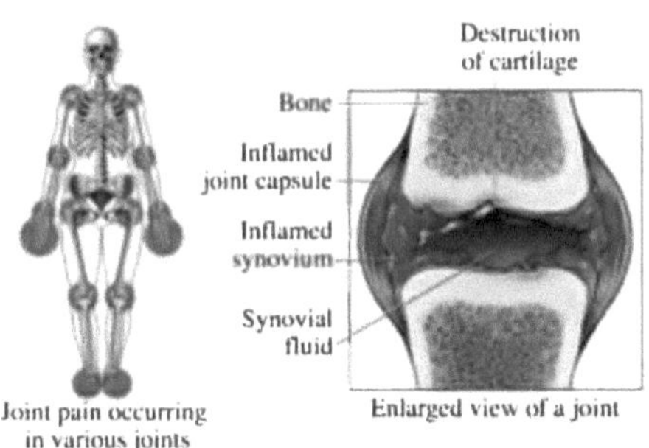

Changes in Arthritic joints

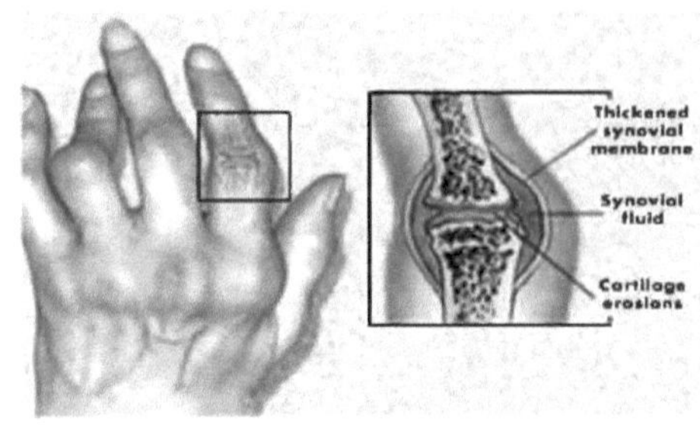

Possível inter-relação entre Artrite Reumatoide e Doença Periodontal

Pathogenesis of Rheumatoid Arthritis

Chronic inflammatory disease

Immunoregulatory imbalance

Role of bacteria/peptide as adjuvant antigen in autoantibody production

HLA-DR antigen association

Role of macrophage and dendritic cells

Persistence of antigen/peptide in progressive type

Role of Nitric Oxide in pathogenesis

Genetic and environmental influences

Pathogenesis of Periodontal disease

Chronic inflammatory disease

Immunoregulatory imbalance

Periodontal pathogens as etiologic agent

HLA-DR antigen association

Role of macrophage and dendritic cells

Persistence of periodontal pathogens in progression

Role of Nitric Oxide in pathogenesis

Genetic and environmental influences

Ligação etiológica bacteriana entre a periodontite e a artrite reumatoide

Há uma série de caraterísticas comuns entre os microrganismos que podem induzir AR num hospedeiro geneticamente suscetível e os agentes patogénicos periodontais reconhecidos. No entanto, a AR ainda não é amplamente reconhecida como uma doença resultante exclusivamente de um desafio bacteriano. Por outro lado, os avanços tecnológicos e conceptuais permitiram a identificação de bactérias ou grupos de bactérias associados a doenças periodontais específicas. Uma inspeção minuciosa dos factores de virulência dos agentes patogénicos periodontais sugeriria que essa resposta poderia ser viável. Assim, é plausível a possibilidade de a periodontite em curso poder desencadear AR em indivíduos geneticamente susceptíveis.

Estes conceitos permanecem especulativos até que o agente causador da AR possa ser definitivamente identificado. Até à data, nenhum agente infecioso foi identificado como causa de AR em humanos. De facto, a informação atual não apoia o conceito de que um único antigénio seja responsável pela inflamação sinovial. É possível que não exista uma única causa primária de AR e que diferentes mecanismos possam conduzir independentemente à inflamação sinovial em indivíduos susceptíveis. É importante reconhecer que, com base na informação atual, não propomos que os agentes patogénicos periodontais causem, ou estejam associados, à AR. O foco principal da nossa atenção não está direcionado para a causalidade, mas sim para associações entre duas condições inflamatórias crónicas que podem ter mecanismos patogénicos subjacentes comuns.

Mecanismos efectores da destruição dos tecidos na artrite reumatoide e na periodontite

Existe uma aceitação quase universal de que uma variedade de citocinas e de metaloproteinases da matriz (MMPs) estão aumentadas e intimamente envolvidas na patogénese tanto da periodontite como da AR; muitas destas moléculas efectoras parecem ser comuns a ambas as doenças. A tarefa agora é identificar as citocinas específicas, as suas concentrações, as células que afectam in vivo, as fases em que estão activas e o papel e as concentrações dos seus inibidores. Embora os efeitos das citocinas no processo celular normal sejam importantes, são os seus supostos papéis na fisiopatologia, que podem resultar de uma produção excessiva, de uma desregulação ou de uma inibição inadequada, que têm merecido mais atenção[174] . Muito simplesmente, as citocinas podem ser classificadas em grupos funcionais com base nas células de origem, e todos os principais tipos foram identificados e localizados em tecidos sinoviais e periodontais inflamados.

A periodontite apresenta perfis de citocinas muito semelhantes aos da AR[175] , consistindo em níveis persistentemente elevados de citocinas pró-inflamatórias, incluindo a IL-1β e o fator de necrose tumoral-alfa (TNF-α), e níveis baixos de citocinas que suprimem a resposta imunoinflamatória, como a IL-10 e o fator de crescimento transformador-B (TGF B). Estas citocinas, juntamente com baixos níveis de inibidores teciduais de metaloproteinases (TIMPs) e altos níveis de MMPs e prostaglandina E2 (PGE2), estão associados aos estágios activos da periodontite.

A destruição de tecidos moles e duros observada na AR é também o resultado não só de um grande número de citocinas, mas também da presença sustentada de outras moléculas efectoras libertadas por células residentes e migratórias. Em conjunto, estes mediadores solúveis da inflamação são capazes de induzir a degradação do colagénio e dos proteoglicanos, quer por meios diretos quer indirectos. A produção do metabolito do ácido araquidónico (PGE2), bem como a libertação de enzimas associadas aos neutrófilos, como a elastase de neutrófilos e a β-glucoronidase, juntamente com a secreção de metaloproteinases da matriz por macrófagos e sinoviócitos, contribuem significativamente para a patogénese da AR.

Relação entre Periodontite e Artrite Reumatoide

Os estudos que examinam a associação entre a AR e a doença periodontal têm resultados contraditórios. Por exemplo, estudos finlandeses não encontraram qualquer correlação entre a doença periodontal e a artrite[176] , enquanto outros sugerem uma maior prevalência de perda óssea periodontal em doentes com AR.[177,178] . Uma das principais razões para estas discrepâncias está relacionada com a falta de uniformidade na classificação das várias formas de doença periodontal e AR. A maioria dos primeiros estudos[176,177,178] não levou em consideração as várias formas de AR e doença periodontal e, como resultado, agrupou todos os indivíduos como tendo AR ou doença periodontal, com pouca ou nenhuma consideração pela subclassificação para análises mais detalhadas. À luz destas limitações, é evidente a necessidade de reexaminar a extensão da associação entre tipos específicos de AR e doença periodontal.

Num estudo realizado por **Mercado et al.[179]** concluiu-se que a prevalência de periodontite moderada a grave era significativamente elevada em indivíduos com AR. Para além disso, o inverso também se verificou, uma vez que os doentes com periodontite apresentavam uma maior prevalência de AR em comparação com a população em geral.

Foi realizado um estudo numa clínica de reumatologia para verificar a correlação entre a periodontite e a artrite reumatoide[180] . Concluiu-se que a percentagem de perda óssea alveolar se correlacionava positivamente com os principais parâmetros de gravidade da AR.

Foi realizado um estudo por **Lens JW[181]** no qual um antigénio foi injetado na gengiva e testado quanto à sua capacidade de induzir um surto de artrite crónica. O exame microscópico das articulações do joelho revelou um aumento de células inflamatórias no tecido sinovial e no espaço articular. Os resultados indicaram que, em determinadas condições experimentais, o material antigénico administrado na gengiva podia influenciar processos inflamatórios noutras partes do corpo.

Não há dúvida de que a periodontite e a AR têm muitas caraterísticas patológicas em comum. Evidências emergentes sugerem uma forte relação entre a extensão e a gravidade da doença periodontal e a AR. Embora seja improvável que esta relação seja causal, é evidente que os indivíduos com AR avançada têm maior probabilidade de ter problemas periodontais mais significativos em comparação com os seus homólogos sem AR, e vice-versa. Assim, existe a possibilidade de que ambas as condições resultem de uma desregulação subjacente comum da resposta inflamatória do hospedeiro. A natureza exacta desta desregulação continua por estabelecer.

Conclusão

Os dados parecem convincentes para indicar que existe uma relação entre a extensão e a gravidade da doença periodontal e a artrite reumatoide. Embora seja improvável que esta relação seja causal, é evidente que os indivíduos que sofrem de artrite reumatoide avançada têm maior probabilidade de ter problemas periodontais mais significativos em comparação com os seus homólogos que não sofrem de artrite reumatoide. A possibilidade de que uma desregulação geral e subjacente da resposta inflamatória do hospedeiro esteja presente em ambas as condições parece muito provável.

Com a constatação de que existe um desequilíbrio entre as citocinas pró-inflamatórias e anti-inflamatórias na patogénese da artrite reumatoide e da periodontite, as terapias emergentes centram-se na inibição das citocinas pró-inflamatórias e das proteases destrutivas. O desenvolvimento de moléculas bioactivas quimicamente modificadas, a terapia genética e os inibidores das MMP têm como objetivo restaurar a desregulação na patogénese das doenças inflamatórias crónicas. Estas novas terapias são muito promissoras para os doentes na alteração do curso das formas progressivas da artrite reumatoide e da periodontite.

CONCLUSÃO

Investigações recentes estabeleceram que a infeção periodontal é um provável fator de risco para as doenças cardiovasculares, incluindo a aterosclerose, o enfarte do miocárdio e o acidente vascular cerebral. Por exemplo, os doentes com periodontite grave têm quase duas vezes mais probabilidades de sofrer um ataque cardíaco fatal e três vezes mais probabilidades de sofrer um acidente vascular cerebral do que os doentes sem doença periodontal, mesmo depois de ajustados para factores de risco cardiovascular conhecidos, como os lípidos no sangue, o colesterol, a massa corporal, a diabetes e o tabagismo. Além disso, estudos preliminares sugerem que a periodontite também pode contribuir para resultados adversos na gravidez, diabetes e outras condições. Atualmente, os objectivos da terapia periodontal são a prevenção da perda da dentição, bem como a restauração da forma e função periodontal. Não estão disponíveis protocolos de tratamento periodontal especificamente concebidos para melhorar a saúde sistémica. Assim, podemos perguntar-nos se os tratamentos utilizados para prevenir a fixação periodontal e a perda óssea são também ideais para prevenir o risco sistémico. Não sabemos se os tratamentos para reduzir a carga microbiana e inflamatória oral da periodontite e os parâmetros clínicos que são atualmente utilizados para gerir a periodontite são suficientes ou mesmo adequados para gerir estes problemas sistémicos. Os tratamentos ideais podem ser totalmente diferentes para um indivíduo de alto risco. Novas informações sugerem que a infeção periodontal provoca uma resposta de fase aguda ligeira que altera a química do sangue sistémico. Os dados hemocitológicos indicam que a profissão de dentista deve agora adotar ferramentas de diagnóstico médico tradicionais para gerir a sequela sistémica da infeção oral. Os dentistas do futuro terão de compreender os testes de diagnóstico médico de rotina utilizados para monitorizar os doentes com condições sistémicas que são modificadas pela infeção oral. O impacto da infeção oral na saúde sistémica define assim o novo ramo da periodontologia denominado medicina periodontal.

A medicina dentária tem uma necessidade urgente de novas informações que permitam à profissão identificar quem precisa de tratamento e como tratar esses indivíduos. A redução do risco sistémico associado à periodontite requer novas ferramentas de diagnóstico e um conjunto de orientações clínicas para o tratamento. Essencialmente, é necessário criar um novo padrão de cuidados. Os dentistas e os periodontistas são treinados para salvar dentes, mas as diretrizes clínicas para gerir a infeção oral de modo a proteger a saúde sistémica representam uma lacuna no conhecimento. Embora as terapias actuais utilizadas para gerir a periodontite possam ser adequadas para gerir simultaneamente as sequelas sistémicas, não existem estudos para medir o impacto sistémico dos tratamentos periodontais.

Novas ferramentas de diagnóstico e monitorização

Como já foi referido, a periodontite já não pode ser considerada simplesmente como uma infeção crónica localizada que coloca apenas a dentição em risco. Pelo contrário, a periodontite também está significativamente associada a várias condições sistémicas, incluindo enfarte do miocárdio, acidente vascular cerebral e parto prematuro. Embora os mecanismos subjacentes que ligam estas condições permaneçam em grande parte desconhecidos, novos dados indicaram que a periodontite pode provocar uma resposta inflamatória sistémica através da ativação da resposta hepática de fase aguda. Isto ocorre presumivelmente como consequência do aparecimento sistémico de bacteriemia transitória e recorrente de origem oral, que tem sido uma caraterística há muito reconhecida das infecções periodontais. É significativo que as infecções periodontais sejam melhor caracterizadas como crónicas e de baixo grau na sua natureza, mas podem ter períodos curtos de atividade aguda. Evidências transversais indicam que a periodontite provoca uma ligeira elevação dos marcadores da resposta de fase aguda, incluindo a proteína C-reactiva, a haptoglobina, a α 1-antitripsina e o fibrinogénio. O fígado, em resposta ao desafio sistémico dos organismos, segrega proteínas de fase aguda. Esta resposta de fase aguda é desencadeada por lipopolissacarídeos orais transmitidos pelo sangue e por bactérias orais que provocam a libertação das citocinas interleucina-6 e fator de necrose tumoral α. Estes mediadores actuam no fígado para induzir a resposta de fase aguda e a secreção hepática destas proteínas séricas de fase aguda. Dados recentes gerados na investigação cardiovascular demonstraram que elevações ligeiras dos marcadores da resposta de fase aguda, especialmente da proteína C-reactiva, parecem estar associadas a um risco acrescido tanto de enfarte do miocárdio incidente como de novos diagnósticos de doença arterial periférica em indivíduos "aparentemente saudáveis". Até agora, a periodontite tem sido vista como uma doença geralmente assintomática que não é tipicamente considerada nas avaliações físicas médicas. No entanto, pode ser um potencial desencadeador de uma resposta de fase aguda ligeira, induzindo uma mudança para o intervalo "normal elevado" para um nível semelhante em magnitude ao associado ao aumento do risco cardiovascular. Assim, não é descabido colocar a hipótese de que as medidas da infeção periodontal devem ser consideradas como uma das potenciais causas subjacentes tanto do aumento dos níveis de proteínas da resposta de fase aguda como do consequente aumento do risco cardiovascular; mas este conceito continua por testar. Parece agora que as medidas da resposta de fase aguda devem ser consideradas no diagnóstico e tratamento do paciente com periodontite se se quiser reduzir o risco de enfarte do miocárdio ou acidente vascular cerebral.

A ligeira elevação da proteína reactiva C é um exemplo das medidas que são tipicamente avaliadas por análises químicas do sangue. Outros marcadores da resposta da fase aguda que estão associados tanto à periodontite como ao risco cardiovascular incluem elevações na contagem de glóbulos brancos, aumento dos níveis de a1-antitripsina e haptoglobina, aumento dos níveis de fibrinogénio e diminuição da albumina. Foi demonstrado que os níveis de proteína reactiva e haptoglobina diminuem após a destartarização e o alisamento radicular e o tratamento com anti-inflamatórios não esteróides. O facto de a progressão e resolução da periodontite alterar a química do sangue sistémico e a hemocitologia representa um novo desenvolvimento crítico na periodontologia e na medicina dentária em geral. De repente, a aplicação potencial da análise do sangue para diagnosticar, tratar e monitorizar pacientes com periodontite para avaliar o risco cardiovascular e os efeitos da terapia periodontal representa verdadeiramente a prática de princípios médicos em periodontologia. Além disso, a resposta de fase aguda é apenas uma dimensão que pode fornecer informações de diagnóstico e prognóstico. A carga infecciosa, as respostas das citocinas, os polimorfismos genéticos das citocinas, os marcadores de stress oxidativo e outros testes serão provavelmente necessários no arsenal do clínico do futuro. Os profissionais de medicina dentária não estão atualmente treinados para aplicar estas ferramentas de diagnóstico, porque não fizeram a investigação necessária para definir a utilidade destes marcadores. Sabe-se que são diferentes nos doentes com periodontite, que reflectem um risco acrescido e que alguns deles parecem alterar-se após o tratamento periodontal com abordagens mecânicas ou quimioterapêuticas. Mas falta o benefício coletivo de um empirismo histórico reunido por mestres clínicos ao longo do tempo para fornecer orientação clínica em medicina periodontal. Os profissionais de medicina dentária sabem como diagnosticar e tratar a periodontite para salvar os dentes, mas não sabem como reconhecer as síndromes de periodontite que têm envolvimento sistémico nem como tratar a periodontite para alterar as complicações sistémicas da periodontite.

Preencher este vazio de conhecimentos parece ser um desafio oportuno e ousado para a profissão, bem como uma oportunidade sem precedentes para o desenvolvimento de novas terapias.

REFERENCIAS

1. Offenbacher S. Doenças periodontais. Patogénese. Ann Pehodontol 1996: 1: 821-878.

2. Elkaim R, Dahan M. Prevalência de agentes patogénicos periodontais em lesões subgengivais, placas ateroscleróticas e vasos sanguíneos saudáveis. J Periodontal Res. 2008 Abr;43(2):224-31.

3. Liu J, Wu YF. Níveis séricos de proteína reativa C e concentrações de perfis lipídicos em periodontite moderada a grave e doença cardíaca coronária. Zhonghua Kou Qiang Yi Xue Za Zhi. 2009 Mar;44(3): 150-4.

4. Sha YQ1 Huang Z. Associação entre periodontite e baixo peso à nascença pré-termo. Beijing Da Xue Xue Bao. 2009 Feb 18;41 (1):117-20.

5. Page R. C. 1998. A patobiologia das doenças periodontais pode afetar as doenças sistémicas: inversão de um paradigma. Ann. Pehodontol. 3:108-120.

6. Marcus A. J., e D. P. Hajjar. 1993. Sinalização vascular transcelular. J.Lipid Res. 34:2017-2031.

7. Mattila K. J. 1989. Infecções virais e bacterianas em pacientes com enfarte agudo do miocárdio. J. Intern. Med. 225:293-296.

8. Clinton, S. K., J. C. Fleet, H. Loppnow, R. N. Salomon, B. D. Clark, J. G. Cannon, A. R. Shaw, C. A. Dinarello e P. Libby. 1991. Interleukin-1 gene expression in Tabbitvasculartissueinvivo. Am. J. Pathol. 138:1005-1014.

9. Steven Kerpen. O maldito milímetro. New York State Dental Journal, março de 2005.

10. Miller WD. A boca humana como foco de infeção. Dental Cosmos 1891:33: 689-713.

11. Goodley RJ. Sobre algumas das complicações médicas e cirúrgicas da pireia alveolar. Dent Rec 1900: 20: 337-347.

12. Coyler S. Oral sepsis and some of its effects. Dent Rec 1902: 20: 200-206.

13. Hunter W. Oral sepsis as a cause of disease. Br Med J 1900: 1: 215-216.

14. Billings F. Infecções focais crónicas e suas relações etiológicas com a artrite e a nefrite. Arch Inter Med 1912: 9: 484-498.

15. Mayo CH. Infeção focal de origem dentária. Dental Cosmos 1922: 64: 1206-1208.

16. Relatório do Workshop da Secção de Nova Jersey. Infeção focal em relação à medicina dentária. J Dent Med 1956: 11: 207-213.

17. Editorial. JAMA 1952: 150: 490.

18. Mealey BL, Ocampo GL. Diabetes Mellitus e Doença Periodontal; Periodontologia 2000, 2007; 44: 127-153.

19. Associação Americana de Diabetes. Relatório do Comité de Peritos sobre o Diagnóstico e Classificação da Diabetes Mellitus. Diabetes Care 1997; 20: 11831197

20. Mealey BL. Diabetes Mellitus. Medicina periodontal: 121-150.

21. Taylor JJ, Preshaw PM, Lalla E. Uma revisão das evidências dos mecanismos patogénicos que podem ligar a periodontite e a diabetes. J Clin Periodontol 2013; 40(Suppl. 14): S113-S134.

22. Emrich LJ, Shlossman M, Genco RJ. Doença periodontal em diabetes mellitus não insulino-dependente. Jornal de Pehodontologia 1991; 62: 123-131

23. Tervonen T, Oliver RC. Controlo a longo prazo da Diabetes Mellitus e da Periodontite. Jornal de Periodontologia Clínica 1993; 20; 431-435.

24. Karjalainen1 K.M., Knuuttila1 M.L. & von Dickhoff1 K.J. (1994). Associação da gravidade da doença periodontal com complicações orgânicas em pacientes diabéticos tipo 1. Journal of Periodontology 65, 1067-1072.

25. Grossi, S.G., Skrepcinski, F.B., DeCaro, T., Zambon, J.J., Cummin, D. & Genco, R.J. (1996). Resposta à terapia periodontal em diabéticos e fumadores. Jornal de Periodontologia 67, 1094-1102.

26. 78 Papapanou PN. Doenças periodontais: Epidemiologia. Ann Periodontol 1996; 1: 1-36.

27. Westfelt, E., Rylander, H., Blohme, G., Joanasson, P. & Lindhe, J. (1996). O efeito da terapia periodontal na diabetes. Journal of Clinical Periodontology 23, 92-100.

28. Taylor GW, Burt BA, Becker MP, Genco RJ, Shlossman M. Diabetes Mellitus não insulino-dependente e progressão da perda óssea alveolar ao longo de 2 anos. Journal of Pehodontology 1998; 69: 76-83.

29. Stewart, J.E., Wager, K.A., Friedlander, A.H. & Zadeh, H.H. (2001). O efeito do tratamento periodontal no controlo glicémico em pacientes com diabetes mellitus tipo 2. Journal of Clinical Periodontology 28, 306-310.

30. Faria-Almeida1 R., Navarro, A. & Bascones1 A. (2006). Alterações clínicas e metabólicas após tratamento convencional de pacientes diabéticos tipo 2 com periodontite crónica. Jornal de Periodontologia 77, 591-598.

31. Academia Americana de Periodontologia. Diabetes e Doenças Periodontais (Position Paper). Jornal de Periodontologia 1999; 70:935-949.

32. Mashimo, P.A., Yamamoto, Y., Slots, J., Park, B.H. & Genco, R.J. (1983). A microfl ora periodontal de diabéticos jovens. Estudos de cultura, imunofl uorescência e anticorpos séricos. Journal of Periodontology 54, 420-430.

33. Zambon, J.J., Reynolds, H., Fisher, J.G., Shlossman, M., Dunford, R. & Genco, R.J. (1988). Microbiological and immunological studies of adult periodontitis in patients with non-insulin dependent diabetes mellitus. Journal of Periodontology 59, 23-31.

34. Nishimura F, Takahashi K, Kurihara M, Takashiba S, Murayama Y. Doença Periodontal como Complicação da Diabetes Mellitus. Ann Periodontol 1998; 3: 20-29

35. Manoucher-Pour M, Spagnuolo PJ, Rodman HM, Bissada NF. Comparação da resposta quimiotáctica dos neutrófilos em pacientes diabéticos com doença periodontal ligeira e grave. Journal of Periodontology 1981; 52: 410-15.

36. Piwowar, A., Knapik-Kordecka, M. & Warwas, M. (2000). Concentrações de elastase leucocitária no plasma e extractos de neutrófilos polimorfonucleares na diabetes tipo 2. Clinical Chemistry & Laboratory Medicine 38, 1257-1261.

37. Engebretson SP, Hey-Hadavi J, Ehrhardt FJ et al. Níveis de fluido gengival crevicular de interleucina-1 β e controlo glicémico em pacientes com periodontite crónica e diabetes tipo 2. Journal of Periodontology 2004; 75: 12031208

38. Liu R, Bal HS, Desta T, Krothapalli N, Alvassi M, Luan Q, Graves DT,. Diabetes Enhances Periodontal Bone Loss Through Enhanced Résorption and Diminished Bone Formation. J Dent Res 2006; 85: 510-514

39. MonnierVM, Glomb M, Elgawish A, Sell DR. O mecanismo de reticulação do coágeno na diabetes. A Puzzle Nearing Resolution. Diabetes 1996; 45 (suppl. 3): 567-572.

40. SchmidtAM, Yan SD, WautierJ-L, Stern D. Activation of ReceptorforAdvanced Glycation End Products. A Mechanism for Chronic Vascular Dysfunction in Diabeticvasculopathy and Atherosclerosis. Cir Res 1999; 84: 489-497

41. Rahman, Z.A. & Soory, M. (2006). Efeitos antioxidantes da glutationa e do IGF num modelo de cultura celular hiperglicémica de fibroblastos: Algumas acções dos produtos finais de glicemia avançada e da nicotina. Endocrine, Metabolic & Immune Disorders - Drug Targets 6 (3), 279-286.

42. Katz J, Bhattacharyya I, Farkhondeh-Kish F, Perez FM, Caudle RM, Heft MW. Expressão no Recetor de Produtos Finais de Glicação Avançada em Tecidos Gengivais de Pacientes com Diabetes Tipo 2 com Doença Periodontal Crónica. Um Estudo Utilizando Imunohistoquímica e RT-PCR. Jornal de Periodontologia Clínica 2005; 32: 40-44.

43. Ryan ME, Ramamurthy NS, Golub LM. Matrix Metalloproteinases and Their Inhibition in Periodontal Treatment. Curr Opin Pehodont 1996; 3: 85-96.

44. Miller LS₁ Manwell MA, Newbold D,zx et al. A Relação entre a Redução da Inflamação Periodontal e o Controlo da Diabetes: Um Relatório de 9 Casos. Jornal de Periodontologia 1992; 63: 843-448

45. Taylor GW, Burt BA, Becker MP, Genco RJ, Shlossman M, KnowlerWC, Pettitt DJ. Severe Periodontitis and Risk for Poor Glycemic Control in Patients with Non-insulin Dependent Diabetes Mellitus. Jornal de Periodontologia 1996; 67: 1085-1093

46. Thorstensson H, Kuylensteirna J, Hugoson A. Estado Médico e Complicações em Relação à Experiência de Doença Periodontal em Diabéticos Insulindependentes. Journal ofClinical Periodontology 1996; 23: 194-202

47. Loe H. Doença periodontal. A Sexta Complicação da Diabetes Mellitus. Diabetes Care 1993; 16 (Suppl 1): 329-34

48. Saremi A, Nelson RG, Tulloch-Reid M, Hanson RL, Sievers ML, Taylor GW, Shlossman M, Bennett PH, Genco R, Knowler WC. Doença periodontal e mortalidade na diabetes tipo 2. Diabetes Care 2005; 28: 27-32

49. Kiran M, Arpak N, Unsal E, Erdogan MF. O Efeito da Melhoria da Saúde Periodontal no Controlo Metabólico da Diabetes Mellitus Tipo 2. Jornal de Periodontologia Clínica 2005; 32: 266-272

50. D'Aituo F, Parkar M, Andreou G, Suvan J, Brett PM, Ready D, Toneiit MS. Periodontite e Inflamação Sistémica: O controlo da infeção local está associado a uma redução dos marcadores inflamatórios séricos. Journal of Dental Research 2004; 83: 156-160.

51. Fernandez-Real JM₁ Ricart W. Insulin Resistance and Chronic Cardiovascular Inflammatory Syndrome. Endocr Rev 2003; 24: 278-301.

52. Atkinson, M.A. & Maclaren, N.K. (1990). What causes diabetes? Scientifi c American 263, 62-63, 66-71.

53. Yki-Jarvinen, H., Sammalkorpi, K., Koivisto, V.A. & Nikkila, E.A. (1989). Severidade, duração e mecanismos de resistência à insulina durante infecções agudas. Journal of Clinical Endocrinology and Metabolism 69, 317-323.

54. Sastrowijoto, S.H., van der Velden, U., van Steenbergen, T.J.M. et al. (1990). Melhoria do controlo metabólico, estado clínico periodontal e microbiologia subgengival na diabetes mellitus insulino-dependente. Um estudo prospetivo. Journal of Clinical Periodontology 17, 233-242.

55. Grossi, S.G., Skrepcinski, F.B., DeCaro, T., Zambon, J.J., Cummin, D. & Genco, R.J.

(1997). O tratamento da doença periodontal em diabéticos reduz a hemoglobina glicada. Journal of Periodontology 68, 713-719.

56. Soory, M (2004). Biomarcadores da diabetes mellitus e da artrite reumatoide associados ao stress oxidativo, aplicáveis às doenças periodontais. Tópicos actuais em investigação de esteróides 4, 1-17.

57. Tervonen, T. & Karjalainen, K. (1997). Doença periodontal relacionada com o estado diabético. Um estudo piloto da resposta à terapia periodontal na diabetes tipo 1. Journal of Clinical Pehodontology 24, 505-510.

58. Christgau, M., Palitzsch, K.D., Schmalz, G., Kreiner, U. & Frenzel, S. (1998). Resposta de cicatrização à terapia periodontal non-cirúrgica em pacientes com diabetes mellitus: resultados clínicos, microbiológicos e imunológicos. Jornal de Periodontologia Clínica 25, 112-124.

59. Chappie ILC, Genco R, e em nome do grupo de trabalho 2 do workshop conjunto EFP/AAP. Diabetes e doenças periodontais: relatório de consenso do Workshop Conjunto EFP/ AAP sobre Periodontite e Doenças Sistémicas. J Clin Periodontol 2013; 40 (Suppl. 14): S106-S112. doi: 10.1111/jcpe.12077

60. Herzberg, M. C., e M. W. Weyer. 1998. Dental plaque, platelets, and Cardiovasculardiseases. Ann. Periodontol. 3:151-160.

61. Syrjanen, J. 1990. Doenças vasculares e infecções orais. J. Clin. Pehodontol. 17:497-500

62. Valtonen, V. V. 1991. A infeção como fator de risco para enfarte e aterosclerose. Ann. Med. 23:539-543.

63. Kinane, D. F. 1998. Contribuições das doenças periodontais para as doenças cardiovasculares: uma visão geral dos mecanismos potenciais. Ann. Periodontol. 3:142-150.

86. Ross R. A Patogénese da Aterosclerose: Uma perspetiva para a década de 1990. Nature 1993; 326: 801-809.

64. Collins R, Peto R, Baigent C, Sleight P. Terapia Medicamentosa: Aspirina, Heparina e Terapia Fibrinolítica em Suspeita de Infarto Agudo do Miocárdio. N Engl J Med 1997; 336: 847-860

65. Lowe GDO. Agentes que Reduzem a Viscosidade do Sangue, Incluindo Agentes Desfibnogenantes. In: Verstraete M, Fuster V, Topol E, Ed. Cardiovascular Thrombosis - Thrombocardiology. 2nd Edn. Philadelphia: Lippincott Raven (no prelo).

66. Schenkein HA, Loos BG. Mecanismos inflamatórios que ligam as doenças periodontais às doenças cardiovasculares. J Clin Periodontol 2013; 40 (Suppl. 14): S51-S69. doi: 10.1111/jcpe. 12060

67. Deshpande, R.G., Khan, M.B. & Genco, C.A. (1998). Invasão de células endoteliais da aorta e do coração por Porphyromonas gingivalis. Infection & Immunity 66, 53375343.

68. Herzberg, M.C. & Meyer, M.W. (1996). Efeitos da fl ora oral nas plaquetas: possíveis consequências nas doenças cardiovasculares. Journal of Pehodontology 67, 1138- 1142.

69. Wu T, Trevisan M, Genco R, Falkner K, Dorn J, Sempos C. Um Exame da Relação entre o Estado de Saúde Periodontal e os Factores de Risco Cardiovascular. Colesterol total e HDL no soro, proteína C reactiva e fibrinogénio no plasma. American Journal of Epidemiology 2000; 151: 273-282.

70. Genco RJ, Offenbacher S, Beck J, Terry Rees. Doenças cardiovasculares e interações orais. Medicina Periodontal. 63-82.

71. Beck J, Garcia R, Heiss G, Vokonas PS, Offenbacher S. Doença Pehodontal e Doença Cardiovascular. Jornal de Pehodontologia 1996; 67: 1123-1137

72. DeStefano F, Anda RF, Kahn HS, Williamson DF, Russell CM. Dental Disease and Risk of Coronary Heart Disease (Doença Dentária e Risco de Doença Coronária). BMJ 1993; 306: 688-91

73. Boon, N. A., e K. A. A. Fox. 1995. Doenças do sistema cardiovascular, p. 191-312. Em C. R. W. Edwards, I. A. D. Bouchier, C. Haslett e E. R. Chilvers (ed.), Davidson's principles and practice of medicine, 17ª ed., Churchill Livingstone, NewYork, N. Y. Churchill Livingstone, NewYork, N.Y.

74. Tonetti MS. J Clin Periodontol. 2009 Jul;36 Suppl 10:15-9.

75. Vaishali Kale. Estimativa do nível de fibrinogénio plasmático e contagem de leucócitos em pacientes com periodontite e enfarte do miocárdio. Nov. 1999.

76. Bayliss R_1 $Clarke_1$ C, Oakley CM, Somerville W, Whitfield AGW_1 Young SE. A microbiologia e a patogénese da endocardite infecciosa Br Heart J1983;50:513- 519.

77. Moulsdale MT, Eykyn SJ, Phillips !.Endocardite infecciosa, 1970-1979. Um estudo de casos positivos de cultura no Hospital ST.Thomas. Quartj med 1980; 195:315328.

78. Barco CT. prevention of infective endocardititis: a review of dental and medical literature J periodontal 1991; 62: 510-523.

79. Drangsholt, M. T. 1998. Um novo modelo causal de doenças dentárias associadas à endocardite. Ann. Pehodontol. 3:184-196.

80. Wilson W, Taubert KA, Gewitz M, et al: Prevention of infective endocarditis: guidelines from the American Heart Association: a guideline from the American Heart Association Rheumatic Fever, Endocarditis and Kawasaki Disease Committee Council on Cardiovascular

Disease in the Young, and the Council on Clinical Cardiology Council on Cardiovascular Surgery and Anesthesia, and the Quality of Care and Outcomes Research Interdisciplinary Working Group. J Am DentAssoc 2008; 139(Suppl):3S-24S.

81. Mattila, K., Nieminen, M., Valtonen, V., Rasi, V., Kesaniemi, Y., Syrjala, S., Jungul, P., Isoluoma, M., Hietaniemi, K., Jokinen, M. & Huttunen, J. (1989).

Associação entre saúde dentária e enfarte agudo do miocárdio. British Medical Journal 298, 779-782.

82. Syrjanen J, Peltola J, Valtonen V, Iivanainen M, Kaste M, Huttunen JK. Infecções dentárias em associação com enfarte cerebral em homens jovens e de meia-idade. J Intern Med 1989; 225: 179-184

83. Grau AJ1 Buggle F, Ziegler C, et al. Associação entre Isquemia Cerebrovascular Aguda e Infeção Crónica e Recorrente. Stroke 1997; 28: 1724-29.

84. Beck, J., Elter, J., Heiss, G., Couper, D., Mauhello, S. & Offenbacher, S. (2001). Relação da doença periodontal com a espessura da parede íntima-média da artéria carótida: o estudo Atherosclerosis Risk in Communities (ARIC). Arteriosclerosis, Thrombosis and Vascular Biology 21, 1816-1822.

85. Hung HC, Joshipura KC, Colditz G, Manson JE, Rimm EB, Speizer FE, Willet WC. The Association between Tooth Loss and Coronary Heart Disease in Men and Women (A Associação entre a Perda de Dentes e a Doença Cardíaca Coronária em Homens e Mulheres). Jornal de Odontologia de Saúde Pública 2004; 64: 209-215

86. Joshipura KJ, Wand HC, Merchant AT, Rimm EB. Periodontal Disease and Biomarkers Related to Cardiovascular Disease. Journal of Dental Research 2004; 83: 151-155.

87. Pussinen PJ. Alfthan G, Rissanen H, Reunanen A, Asikainen S, Knekt P. Antibodies to Periodontal Pathogens and Stroke Risk. Stroke 2004; 35: 20202023.

88. Abnet, C.D., Qiao, Y.L., Dawsey, S.M., Dong, S.W., Taylor, P.R. & Mark, S.D. (2005). A perda de dentes está associada a um maior risco de morte total e morte por cancro gastrointestinal superior, doença cardíaca e acidente vascular cerebral numa coorte populacional chinesa. International Journal of Epidemiology 34, 467-474.

89. Desvaheux M, Demmer RT, Rundek T, Boden-Albala B, Jacobs DR Jr, Sacco RL, Papapanou PN. Periodontal Microbiota and Carotid Intima-media Thickness: the Oral Infections and Vascular Disease Epidemiology Study (INVEST). Circulation 2005; 111: 576-582.

90. Engebretson, S.P., Lamster, I.B., Elkind, J.S., Rundek, T., Serman, N.J., Demmer, R.T., Sacco, R.L., Papapanou, P.N. & Desvarieux, M. (2005). Medidas radiográficas da periodontite

crónica e da placa da artéria carótida. Stroke 36, 561-566.

91. Tonetti MS, Van Dyke TE e em nome do grupo de trabalho 1 do workshop conjunto EFP/ AAP. Periodontite e doença cardiovascular aterosclerótica: relatório de consenso do Workshop Conjunto EFP/AAP sobre Periodontite e Doenças Sistémicas.

J Clin Periodontol 2013; 40 (Suppl. 14): S24-S29. doi: 10.1111/jcpe. 12089.

92. Catherine E. C. S. Williams, Elizabeth S. Davenport, Jonathan A. C. Sterne, Vythilingam Sivapathasundaram, Janice M. Fearne e Michael A. Curtis. Mechanisms of Risk in Preterm Low-Birthweight Infants (Mecanismos de Risco em Bebés Pré-termo com Baixo Peso à Nascença). Periodontologia 2000, 2000; 23: 142-150.

93. Madianos PN, Bobetsis YA, Offenbacher S. Resultados adversos da gravidez (APOs) e doença periodontal: mecanismos patogénicos. J Clin Periodontol 2013; 40 (Suppl. 14): S170-S180. doi: 10.1111/jcpe.12082.

94. Williams CECS, Davenport ES, Sterne JAC, Sivapathasundaram V, Fearne JM, Curtis MA. Mechanism of risk in preterm low-birthweight infants (Mecanismo de risco em bebés pré-termo com baixo peso à nascença). Periodontologia 2000. 2000;23:142-50.

95. Offenbacher S, Katz V, Fertik G, et al. Infeção periodontal como possível fator de risco para baixo peso à nascença prematuro. Journal of Periodontology 1996; 67 (suppl): S1103-S1113.

96. Dasanayake AP. A saúde periodontal deficiente da mulher grávida como fator de risco para o baixo peso à nascença. Ann Periodontol 1998; 3: 206-212.

97. Nordyred OM, Grossi SG, Matchei EE, Zambon JJ, Hausmann E, Dunford RG, Genco RJ. Estado periodontal das mulheres que tomam suplemento de estrogénio na pós-menopausa. Journal of Pehodontology 1993; 64: 957-962.

98. Jeffcoat MK, Geurs NC, Reddy MS, Cliver SP, Goldenberg RL, Hauth JC. Infeção periodontal e parto prematuro: Resultados de um estudo prospetivo. J Am Dent Assoc 2001 ; 132: 875-880.

99. Offenbacher S, Lieff S, Boggess KA, et al. Periodontite materna e prematuridade. Parte I: Resultados Obstétricos da Prematuridade e Restrição de Crescimento. Ann Periodontol 2001; 6: 164-174.

100. Jarjoura, K., Devine, P.C. & Perez-Delboy, A. et al. (2005). Marcadores de infeção periodontal e parto prematuro. American Journal of Obstetrics and Gynecology 192, 513-519.

101. Moreu, G., Tellez, L. & Gonzalez-Jaranay, M. (2005). Relação entre doença periodontal materna e bebés pré-termo de baixo peso à nascença. Journal of Clinical Pehodontology 32,

622-627.

102. Oittinen, J., Kurki, T., Kekki, M. et al. (2005). A doença periodontal e a vaginose bacteriana aumentam o risco de resultados adversos na gravidez. Infectious Diseases in Obstetrics and Gynecology 13, 213-216.

103. Bosnjak, A., Relja, T., Vucicevic-Boras, V., Plasaj, H. & Plancak, D. (2006). Parto prétermo e doenças periodontais: um estudo de caso-controlo da Croácia. Journal of Clinical Pehodontology 33, 710-716.

104. . Farrell, S., Ide, M. & Wilson, R.F. (2006). A relação entre

periodontite materna, resultados adversos da gravidez e aborto espontâneo em não fumadoras. Journal of Clinical Pehodontology 33, 115-120.

105. Ramos JG, Martins-Costa S, Edelweiss Ml, Costa CA. Lesões do leito placentário e peso ao nascer em gestantes hipertensas. Jornal Brasileiro de Pesquisas Médicas e Biológicas 1995; 28: 447-455.

106. Boggess KA, Lieff S, Murtha AP, et al. A Doença Pehodontal Materna está Associada a um Risco Aumentado de Pré-eclampsia. Obstetrícia e Ginecologia 2003; 101: 227-231.

107. Contreras A, Herrera JA, Soto JE, et al. Pehodontitis is Associated with Preeclampsia in PregnantWomen. Journal of Pehodontology 2006; 77: 182-188.

108. Xiong X, Buekens P, Fraser WD1 Beck J, Offenbacher S. Doença Periodontal e Resultados Adversos da Gravidez: Uma Revisão Sistemática. BJOG: An International Journal of Obstetrics and Gynecology 2006; 113:

135-143.

109. Sconyers JR, Crawford JJ, Moriarty JD. Relationship of Bacteremia to Toothbrushing in Patients with Periodontitis, J. Am. Dent. Assoc. 1973; 87: 616622.

110. Lanning, J.C., Kilbelink, D.R. & Chen, L.T. (1983). Teratogeniceffects of endotoxin in the golden hamster. Teratogenesis, Carcinogenesis & Mutagenesis 3, 145-149.

111. Collins, J.G., Smith, M.A., Arnold, R.R. & Offenbacher, S. (1994a). Effects of E. coli and P. gingivalis lipopolysaccharide on pregnancy outcome in the golden hamster. Infection and Immunity 62, 4652-4655.

112. Collins, J.G., Windley, H.W., Arnold, R.R. & Offenbacher, S. (1994b) Effects of a Porphyromonas gingivalis infection on inflammatory mediator response and pregnancy outcomes in hamsters. Infection and Immunity 62, 4356-4361.

113. Genco, C.A. & Arko, R.J. (1994). Modelos de câmara animal para o estudo das interações

hospedeiro-parasita. Methods in Enzymology 235, 120-140.

114. Yeo, A., Smith, M.A., Lin, D. et al. (2005). Campylobacter rectus medeia a restrição de crescimento em ratos grávidas. Journal of Pehodontology 76, 551-557.

115. Sanz M, Kornman K, e em nome do grupo de trabalho 3 do workshop conjunto EFP/AAP. Periodontite e resultados adversos na gravidez: relatório de consenso do Workshop Conjunto EFP/AAP sobre Periodontite e Doenças Sistémicas. J Clin Periodontol 2013; 40 (Suppl. 14): S164-S169. doi: 10.1111/jcpe. 12083

116. Escola de Saúde Pública de Harvard B, Massachusetts, EUA. Mortalidade por causa em oito regiões do mundo: estudo sobre o peso global da doença. Lancet 1997;349:1269-76.

117. Scannapieco FA. Relação entre Doenças Periodontais e Respiratórias. Medicina Periodontal 83-97.

118. Garibaldi RA, Brodine S, Matsumiya S. Infections among patients in nursing homes: policies, prevalence and problems (Infecções entre pacientes em lares de idosos: políticas, prevalência e problemas). N Engl J Med 1981; 305~731-5.

119. Ostergaard L, Andersen PL. Etiologia da pneumonia adquirida na comunidade. Avaliação por aspiração transtraqueal, cultura de sangue ou serologia. Chest 1993;104:1400-7.

120. Scannapieco, F.A. (1999). Papel das bactérias orais na infeção respiratória. Journal of Pehodontology 70, 793-802.

121. Sociedade AT. Standards for the diagnosis and care of patients with chronic obstructive pulmonary disease (Normas para o diagnóstico e tratamento de doentes com doença pulmonar obstrutiva crónica). Arn J Respir Crit Care Med 1995; 152: S77-12 1.

122. Renwick DS, Connolly MJ. Prevalência e tratamento da obstrução crónica das vias respiratórias em adultos com mais de 45 anos. Thorax 1996;51:164-8.

123. Sandford AJ, Weir TD, Pare PD. Genetic risk factors for chronic obstructive pulmonary disease (factores de risco genéticos para a doença pulmonar obstrutiva crónica). Eur Resp J 1997;10:1380-91.

124. Megran DW_1 Chow AW. Aspiração bacteriana e infecções pleuropulmonares anaeróbias. In: Sande MA, Hudson LD, Root RK, editores. Respiratory infections. NewYork: Churchill Livingstone; 1986. p. 269-92

125. Toews GB. Pneumonia nosocomial. Am J Med Sci 1986;29 1 :355-67.

126. Fiddian-Green R, Baker S. Nosocomial pneumonia in the critical ill:

produto de aspiração ou translocação? Crit Care Med 1991;19:793-9.

127. Fiddian-Green R, Baker S. Nosocomial pneumonia in the critical ill: product Ofaspiration Ortranslocation? Crit Care Med 1991;19:793-9.

128. Bartlett JG. Anaerobic bacterial infections of the lung. Chest 19 87;9 1 : 90 1-9.

129. Craven DE, Steger KE, BarberTw. Preventing nosocomial pneumonia: state of the art and perspectives for the 1990s. Am J Med 1991 ;91:44S-53S.

130. Potter RT, Rotman F, Fernandez F, et al. A bacteriologia do trato respiratório inferior. Estudo broncoscópico de 100 casos clínicos. Am Rev Respir Dis 1968;97:1051-61.

131. Scannapieco FA. Papel das bactérias orais na infeção respiratória. J Periodontol 1998;70:793-802.

132. Brook I, Frazier EH. Microbiologia aeróbia e anaeróbia do empiema. Uma análise retrospetiva em dois hospitais militares. Chest 1993; 103: 1502-7

133. Haas H, Morris JF, Samson S, et al. Bacterial flora of the respiratory tract in chronic bronchitis: comparison Oftranstracheal, fiberbronchoscopic, and oropharyngeal sampling methods. Am Rev Respir Dis 1977; 1 16:4 1-7.

134. Torres A, Dorca J, Zalacain R, et al. Communityacquired pneumonia in chronic obstructive pulmonary disease: a Spanish multicenter study. Arn J Respir Crit Care Med 1996; 154:1456-61.

135. Nelson S, Laughon BE, SummerWR$_1$ et al. Characterization of the pulmonary inflammatory response to an anaerobic bacterial challenge. Arn Rev RespirDis 1986;133:212-7.

136. Kuriakona NV. Effect of Oral Cavity Sanitation on the Activity of the Course of Chronic Pneumonia in Children (em russo). Stomatologiia (Moscovo) 1977; 56: 94-95.

137. Scannapieco FA, Stewart EM, Mylotte JM. Colonização da placa dentária por agentes patogénicos respiratórios em pacientes de cuidados intensivos médicos. Cht Care Med 1992; 20: 740-745.

138. DeRiso AJ, Ladowski JS, Dillon TA, Justice JW, Peterson AC. Chlorhexidine Gluconate 0.12% Oral Rinse Reduces the Incidence of Total Nosocomial Respiratory Infection and Nonprophylactic SystemicAntibiotic Use in Patients Undergoing Heart Surgery. Chest 1996; 109: 1556-1561.

139. Mojon P, Budtz Jorgenson E, Michel JP, Limeback H. Oral Health and History of Respiratory Tract Infection in Frail Institutionalized Elders. Gerodontol 1997; 14: 9-16.

140. Bergmans DC, Bonten MJ, Gaillard CA, et al. Prevenção da Pneumonia Associada ao Ventilador através da Descontaminação Oral. A Prospective, Randomized, Double Blind,

Placebo Controlled Study. Am J Respir Cri Care Med 2001; 164: 382-388.

141. Scannapieco FA, Papandonatos GD, Dunford RG. Association between Oral Conditions and Respiratory Disease in National Sample Survey Population (Associação entre condições orais e doenças respiratórias na população do inquérito nacional por amostragem). Ann Periodontol 1998; 3: 251-56.

142. Garcia RI, Nunn ME, Vokonas PS. EpidemiologicAssociation between Periodontal Disease and Chronic Obstructive Pulmonary Disease. Ann Periodontol 2001; 6: 71-77.

143. Scannapieco, F.A., Bush, R.B. & Paju, S. (2003b). Associações entre a doença periodontal e o risco de pneumonia bacteriana nosocomial e doença pulmonar obstrutiva crónica: uma revisão sistemática. Anais de Periodontologia 8, 54-69.

144. Azarpazhooh, A. & Leake, J.L. (2006). Revisão sistemática da associação entre doenças respiratórias e saúde oral. Jornal de Periodontologia 77, 1465-1482.

145. Mealey, B.L. & Klokkvold, P.R. (2006). Medicina periodontal: impacto da infeção periodontal na saúde sistémica. In: Newman, M.G. et al. eds. Carranza's Clinical Periodontology. Saunders, pp. 312-329

146. Johanson WG, Pierce AK, Sanford AK, Thomas JI? Infecções respiratórias nosocomiais com bacilos gramnegativos: o significado da colonização do trato tespiratório. Ann Intern Med 1972; 77:70 1-6.

147. Abraham SN, Beachey EH, Simpson WA. Adherence of Streptococcus pyogenes, Eschehchia coli and Pseudomonas aeruginosa to fibronectin-coated and uncoated epithelial cells. Infect Immun 1983;41: 1261-8

148. Gibbons RJ_1 Etherden I. Fibronectin-degrading enzymes in saliva and their relation to oral cleanliness. J Periodontal Res 1986;21:386-95.

149. Scannapieco FA. Papel das Bactérias Orais na Infeção Respiratória. Jornal de Periodontologia 1999; 70: 793-802.

150. van der Hoeven JS_1 van den Kieboom CW, Camp PJM. Utilização de mucina por espécies de Streptococcus orais. Antonie van Leeuwenhoek 1990;57: 16572.

151. Wilson M, Reddi K, Henderson B. Componentes indutores de citocinas de bactérias periodontopatogénicas. J Periodontal Res 1996; 3 1 :393-407

152. Organização Mundial de Saúde. Assessment of Fracture Risk and Its Application to Screening for Postmenopausal Osteoporosis (Avaliação do risco de fratura e sua aplicação ao rastreio da osteoporose pós-menopausa). Relatório de um grupo de estudo da OMS. World Health Organ Tech Rep Series 1994: 843.

153. Jeffcoat MK1 Lewis CE, Reddy MS, Ching-Yunwang e Redford M. Post-Menopausal Bone Loss and Its Relationship to Oral Bone Loss. Periodontologia 2000, 2000; 23: 94-102.

154. Grau AJ, Buggle F, Ziegler C, et al. Association between Acute Cerebrovascular Ischemia and Chronicand Recurrent Infection. Stroke 1997; 28: 1724-29.

155. Osteoporosis Research, Education and Health Promotion. Bethesda, MD: U.S. Department Of Health and Human Services, Public Health Service, National Institutes of Health Publication, 1991.

156. Tervonen T, Oliver RC. Controlo a longo prazo da Diabetes Mellitus e da Periodontite. Jornal de Periodontologia Clínica 1993; 20; 431-435.

157. Ettinger B, Genant HK1 Cann C. A terapia de substituição de estrogénio a longo prazo previne a perda óssea e as fracturas. Ann Intern Med 1985; 102: 319-324.

158. Civitelli R. Calitonin. In: Marcus RE, Feldman D, KelseyJ, ed. Osteoporosis. San Diego: Academic Press, 1996: 1235-1258.

159. Papapoulos SE. Bisfosfonatos. Farmacologia e Utilização no Tratamento da Osteoporose. In: Marcus RE, Feldman D, Kelsey J, ed. Osteoporosis. San Diego: Academic Press, 1996: 1209-1234.

160. Jacobs R, Ghyselen J, Koninckx P, van Steenberghe D. Avaliação da massa óssea a longo prazo da mandíbula e da coluna lombar num grupo de mulheres que recebem terapia de reposição hormonal. EurJ Oral Sci 1996; 104: 10-16.

161. Nordyred OM, Grossi SG, Matchei EE, Zambon JJ, Hausmann E, Dunford RG, Genco RJ. Estado periodontal das mulheres que tomam suplemento de estrogénio na pós-menopausa. Journal of Pehodontology 1993; 64: 957-962.

162. Khtz-Silverstein, D. & Barrett-Connor, E. (1993). Early menopause, number of reproductive years and bone mineral density in postmenopausal women (Menopausa precoce, número de anos reprodutivos e densidade mineral óssea em mulheres na pós-menopausa). American Journal of Public Health 83, 983-988.

163. Shapiro, S., Bomberg, J., Benson, B.W. et al. (1985). Osteoporose pós-menopausa: pacientes dentárias em risco. Gerodontia 1,220-225.

164. Gotfredsen, A., Nilas, L., Riis, B.J., Thomsen, K. & Christiansen, C.

(1986) . Alterações ósseas espontâneas e causadas por estrogénios em mulheres no início da pós-menopausa: um fenómeno local ou generalizado? British Medical Journal 292, 1098-1100.

165. Paganini-Hill1 A. (1995). Os benefícios da terapia de substituição de estrogénios na saúde

oral. Arquivos de Medicina Interna 155, 325-329.

166. Grady, D., Rubin, S.M., Petitti, D.B. et al. (1992). Hormonoterapia para prevenir doenças e prolongar a vida em mulheres na pós-menopausa. Annals of Internal Medicine 117, 1016-1037.

167. Payne, J.B., Zachs, N.R., Reinhardt, R.A., Nummikoski, P.V. & Patil, K. (1997). A associação entre o estado de estrogénio e as alterações da densidade óssea alveolar em mulheres pós-menopáusicas com uma história de periodontite. Journal of Periodontology 68, 24-31.

168. Krall, E.A. & Dawson-Hughes, B. (1991). Smoking and bone loss among post-menopausal women (Fumar e perda óssea em mulheres na pós-menopausa). Journal of Bone and Mineral Research 6, 331-338.

169. Hopper, J.L. & Seeman, E. (1994). A densidade óssea de gémeas discordantes para o consumo de tabaco. New England Journal of Medicine 330, 387-392.

170. Jensen, J., Christiansen, C. & Rodbro, P. (1985). Cigarette smoking, serum oestrogens and bone loss during hormonereplacement therapy early after menopause. New England Journal of Medicine 313, 973-975.

171. Frost, H.M. (1989). Someeffectsofbasicmulticellularunitbased remodelling on photon absorptiometry of trabecular bone. Bone and Mineral 7, 47-65.

172. Kimmel, D.B., Slovik, D.M. & Lane, N.E. (1994). Abordagens actuais e de investigação para inverter a osteoporose estabelecida. Rheumatoid Disease Clinics of North America 20, 735-758.

173. Whitehead, M.I. & Lobo, R.A. (1988). Utilização de progestagénios em mulheres pós-menopáusicas. Conferência de consenso. Lancet ii, 1243-1244.

174. Greenwald RA, Kirkwood K. A periodontite do adulto como modelo para a artrite reumatoide, com ênfase nas estratégias de tratamento. J Rheumatol 1999: 26 : 16501653.

175. Arend WP, Dayer JM. Cytokines and cytokine inhibitors or antagonists in rheumatoid arthritis. Arthritis Rheum 19 90; 33: 305-315.

176. Helminen-Pakkala E. Condições periodontais na artrite reumatoide. Uma investigação clínica e Toentenológica. Segunda parte. O estudo em reumatóides. Proc Finnish Dental Soc 1971 : Suppl IV: 1 -108.

177. Kasser UR, Gleissner C. Risco de doença periodontal em pacientes com artrite reumatoide de longa duração. Arthritis Rheum 1997: 40: 2248-2251.

178. Tolo K, Jorkjend L. Serum antibodies and loss of periodontal bone in patientswith

rheumatoid arthritis. J Clin Periodontol 1990: 17: 288-291.

179. Mercado F, Marshall RI, Klestov AC. Existe uma relação entre a artrite reumatoide e a doença periodontal? J Clin Periodontol 2000: 127: 267272.

180. Mercado F, Marshall RI, Klestov AC. Relação entre artrite reumatoide e periodontite. J Periodontol 2001: 72: 779-787.

181. Lens JW, Beertsen W. Injeção de um antigénio na gengiva e o seu efeito numa inflamação induzida experimentalmente na articulação do joelho do rato. Journal of Perio Research 1988: 23: 1-6.

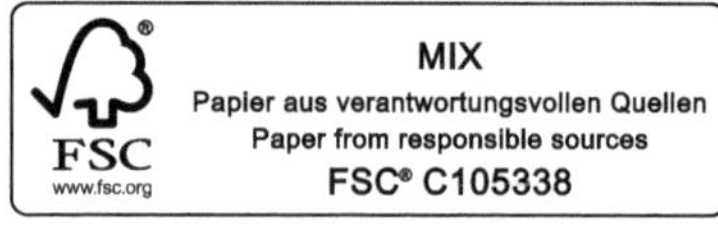

Printed by Books on Demand GmbH, Norderstedt / Germany